客家

中草药

图鉴及
民间验方

程金生　陈文滨◎主编

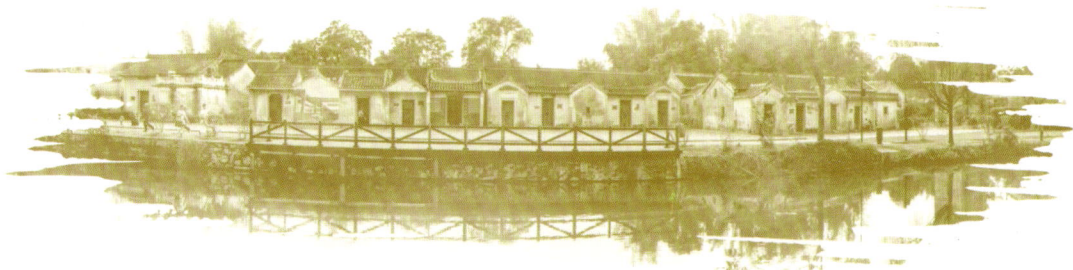

中国医药科技出版社

内 容 提 要

本书作者结合多年来野外采药的丰富经验，甄选了101种天然客家中药，并搜集整理了客家地区民间经典验方。书中详细、精准地剖析了各种客家天然中草药之来源、别名、性味、功效、主治等，同时还提供了每种客家中草药的整体及局部彩色图谱，有助于读者辨识、了解各种中草药。全书通俗易懂，内容丰富多彩，既有客家传统医学、药学的内涵，又具有很好的实用性，可供药学、中医学、中药学、植物学等专业本专科及硕博士生作为教材或参考书使用，也可以供医药领域科技工作者、医务工作者、一般家庭成员、患者和中医药爱好者等参考使用。

图书在版编目（CIP）数据

客家中草药图鉴及民间验方 / 程金生，陈文滨主编 . — 北京：中国医药科技出版社，2016.8
ISBN 978-7-5067-8647-8

Ⅰ . ①客… Ⅱ . ①程… ②陈… Ⅲ . ①客家人—中草药—图集 ②客家人—验方—汇编 Ⅳ . ① R282-64

中国版本图书馆 CIP 数据核字（2016）第 188384 号

美术编辑 陈君杞

出版 中国医药科技出版社

地址 北京市海淀区文慧园北路甲 22 号

邮编 100082

电话 发行：010 – 62227427 邮购：010 – 62236938

网址 www.cmstp.com

规格 710 × 1000mm $\frac{1}{16}$

印张 16 $\frac{1}{2}$

字数 211 千字

版次 2016 年 8 月第 1 版

印次 2017 年 5 月第 2 次印刷

印刷 北京盛通印刷股份有限公司

经销 全国各地新华书店

书号 ISBN 978-7-5067-8647-8

定价 **59.00 元**

编委会

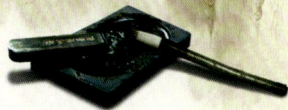

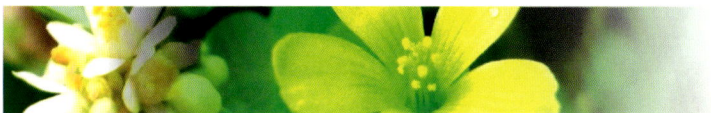

序

　　农历丙申猴年到来前夕，陈文滨先生托我为本书作序。猴年春节假期，我利用难得的闲暇时光翻阅了书稿。安坐在书桌前，翻开书稿，首先浮现在我脑海里的，是我儿时随母亲上山采草药的情景。记忆中的儿时，村子里家家户户都采集草药以备不时之需。采回来的各种草药经过晾晒，剁碎后，存放起来，家中有人偶有病恙时，抓一把草药煮水，趁热喝下。我儿时的感冒大多就靠母亲煮的草药治疗。回想起来，那是我人生中的第一堂中医药课。从我小时候的经历中，可以窥见中医药在广东民众中间传播之广泛。

　　广东地处岭南，史料多称广东古代为"瘴疠之乡""人畜不蕃"。在我所接触的古诗词中，有许多表达了文学家对于南下广东的畏惧。其一，有韩愈的七律《左迁至蓝关示侄孙湘》："一封朝奏九重天，夕贬潮州路八千。欲为圣朝除弊事，肯将衰朽惜残年。云横秦岭家何在，雪拥蓝关马不前。知汝远来应有意，好收吾骨瘴江边。"其二，有苏轼的词《定风波·常羡人间琢玉郎》："常羡人间琢玉郎，天应乞与点酥娘。自作清歌传皓齿，风起，雪飞炎海变清凉。万里归来年愈少，微笑，笑时犹带岭梅香。试问岭南应不好？却道，此心安处是吾乡。"一方水土养一方人。广东乃至岭南地区独特的地理、气候环境，使得中医药在岭南历代先民中被广泛传播、自觉运用，形成了中医药发展生生不息的基础。历史上，岭南地区留下了许多著名医家的行踪。约1700年前，东晋时代的葛洪在广东生活多年，卒于罗浮山。其晚年著述宏富，所作《肘后备急方》中15字"青蒿一握，以水二升渍，绞取汁，尽服之"是人类医学史上青蒿治疟的最早文字记载，直接启发了青蒿素的发现。

历代先人长期的实践、总结、提升，形成了岭南中医药深厚的底蕴。客家人是汉族在世界上分布范围广阔、影响深远的民系之一，客家人在长期的迁徙、客居过程中，为应对南方地区独特的地理、气候条件，逐渐积累了大量源于实践的民间验方，成为岭南中医药的重要内容之一。系统整理客家人常用中草药民间验方是一项具有重要意义的基础性工作。程金生、陈文滨先生等历经多年努力，终成此稿，即将付梓，我尤感欣慰。

当前，中医药发展面临难得的历史机遇。2015年，屠呦呦获诺贝尔医学奖，在中国中医科学院成立六十周年纪念大会上，习近平总书记发了贺信，指出："中医药学是中国古代科学的瑰宝，也是打开中华文明宝库的钥匙。当前，中医药振兴发展迎来天时、地利、人和的大好时机……要切实把中医药这一祖先留给我们的宝贵财富继承好、发展好、利用好。"2016年2月22日，国务院正式印发《中医药发展战略规划纲要（2016-2030年）》，为中医药发展进一步明确了顶层设计。

广东省委、省政府高度重视中医药发展。2006年，我省在全国率先提出建设中医药强省，将中医药纳入全省社会经济发展大局，出台了《关于建设中医药强省的决定》；2012年，召开推进中医药强省建设大会，2014年，省政府出台了《广东省推进中医药强省建设行动纲要（2014-2018年）》。2016年1月，我省在新出台的《关于建设卫生强省的决定》中，将中医药作为重要内容，要求进一步做好中医药工作，助力打造健康广东。当前全省中医药系统正在按照上级部署，把"四有五抓一提升"作为总体思路，推动中医药医疗、预防保健、科研、教育、产业、文化、对外交流协调发展，满足人民群众日益多样化的中医药需求。建设中医药强省以来，我省中医药发展保持全国领先，在中药产业方面，全省有中成药生产企业 183 家、中药饮片生产企业 220 家，年产值 10 亿元以上的 9 家，超亿元的品种 30 个，中国驰名商标 14 个，省著名商标 11 个，国家中药保护品种 69 个。

中医药发展的基础在于传承。本书编者多年来深入客家民间，收集整理了 190 余种天然客家中草药和大量客家民间验方，运用中医药理论对药物进行详尽剖析，对验方予以甄别、遴选、分类，避免了验方散落民间的遗珠之憾，传承了客家人中医药经验，充实了中医药宝库，实乃一大善举。感谢程金生、陈文滨先生等本书编者为中医药传承所做的艰辛努力。在中医药发展新的战略机遇期，我们期待有更多的有识之士参与到推动中医药的传承、创新、发展的伟大事业中来。

是为序。

徐庆锋

广东省卫生计生委党组成员、广东省中医药管理局局长

2016 年 2 月 29 日

前　言

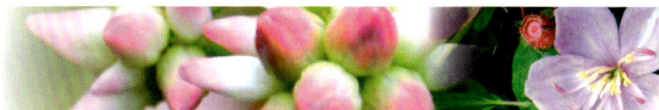

　　客家人，是世界上分布范围广阔、影响深远的民系之一。仅广东惠州、梅州、河源、韶关及深圳等地，客家人就有2200万人，约占全省总人口四分之一，江西省人口的近四分之一，福建、广西、四川、湖南、台湾等人口的相当一部分也为客家人。客家人还横跨全球五大洲，广泛分布在东南亚、美国、加拿大、巴西、英国、法国等80多个国家和地区，海内外客家人口合计达8000万之众。

　　近年来，国内对回归自然的传统医学的呼声日益高涨，国际自然疗法、替代医疗也日益盛行。客家地区大多地处世界热带的最北界，自然环境复杂、植被类型多样、地域辽阔、气候温暖、雨量充沛，蕴藏着极为丰富的药用植物资源。客家中草药以其来源于大自然、无污染和显效廉价等特点，深受客家民众所青睐，应用客家中草药治疗各种病痛在客家民间具有广泛的群众基础和社会影响力。

　　客家人多长寿。惠州罗浮山辖区人口15万，百岁以上老人13人，90~99岁老人281人，是名副其实的"长寿之乡"。不仅惠州，其他客家地区，如梅州市蕉岭县为国际自然医学会认定的世界第七个"世界长寿乡"、全国第四个"世界长寿乡"，如蕉岭县南礤镇石寨村，全村百岁老人有好几位，80岁以上老人有近百人。"中国长寿之乡"福建诏安，113岁高龄的沈细龙老人身体仍十分健朗，可以经常上山干农活。2013年6月，央视百集大型系列片《客家足迹行》对"中国长寿之乡"梅州市梅县区进行了报道，该区桃尧镇桃源村80岁以上有100多人，90岁以上有13人。除了诏安及梅县区外，江西省铜鼓县、广东清远连州市、梅州大埔、丰顺二县等客家地区也先后被中国老年学学会授予"中国长寿之乡"，这除了优美的自然环境和良好的生活习惯外，更与客家人千百年传承下来的许多民间验方有着密切关系。客家人长期迁徙、客居过程中，为应对南方湿、热、毒、瘴等苛刻的自然环境，逐渐积累了大量珍贵民间验方。

本书结合编者多年来亲自到野外采药的丰富经验，从客家中草药库中甄选了190余种（首批101种，时间仓促，其他89种经甄选、系统性功效研究、验证后陆续出版）最常见、最实用、最有代表性的天然中草药，对其学名、别名、形态、性味、采制、功效、主治、宜忌等——作了详细阐述。本书科学整理了数百例粤闽赣等客家地区祖上秘传的民间经典验方、偏方及单方，结合部分资深编委多年临床行医的心得，形成这本实用性极强的客家中草药验方参考书，其中有功效显著的验方，也有专门针对疑难杂症的偏方及一些便利实用的单方。此外，概述精选的每一种客家草药均配有野外真实的彩色照片，图文并茂，充分而鲜明地展现草药的形态、特征和细节，使读者体验客家地区药用植物宝库的丰富、神奇和精彩。本书具有专业权威与收藏、鉴赏、图鉴之多重功能。书中也穿插了一些经典客家中草药相关故事及经典临床实例，以飨读者。全书提供客家中草药笔画索引和客家中草药拉丁学名索引，方便读者查阅。

由于全书方剂均来自民间，本书药物用量一律沿用传统民间计量方法，即一市斤等于十两，一两等于十钱，一钱等于十分等，除特别注明外，均系指各草药的成人用量，故小儿用量应酌减。药材通常选用新鲜客家中草药药用部位，即生用，若选用干药材，建议酌情减量。如验方采用干用药材，书中会专门注明。

全书通俗易懂，内容丰富多彩，表述简明清晰，既有客家传统医学、药学内涵，又具有很好的实用性，是客家百姓千百年来医药智慧的结晶，也是一本权威、准确、可靠、新颖及实用的中草药预防保健类工具书，可供药学、中医学、中药学、植物学等专业本专科及硕博士生作为教材或参考书使用，也可供医药领域科技工作者、医务工作者、一般家庭成员、患者和中医药爱好者等参考使用。

本书在编写过程中得到了有关机构及专家的大力支持与指导，备受感动和鼓舞。诚挚感谢广东省卫生计生委党组成员、广东省中医药管理局徐庆锋局长拨冗作序并给予诸多勉励。感谢广东省"扬帆计划"引进紧缺拔尖人才项目（粤财教[2015]216号）、2015广东公益研究与能力建设项目（编号：2015A010105034）、2016广东省自然科学基金（编号：2016A030307013）等给予本书资助与支持，在此一并表示衷心的感谢！

本书参考的国内外学术期刊及著作较多，重点参考的医药专著均列入书后参考文献项下，然挂一漏万，定有不少文献漏引，在此表达诚挚歉意！同时对这些学术论文及专著的原作者表达衷心的感谢！

由于编者水平有限，时间也较为仓促，书中定有不少纰漏或不足之处，请广大读者或专家斧正，以便再版时修订提高。

编者

2016 年 4 月

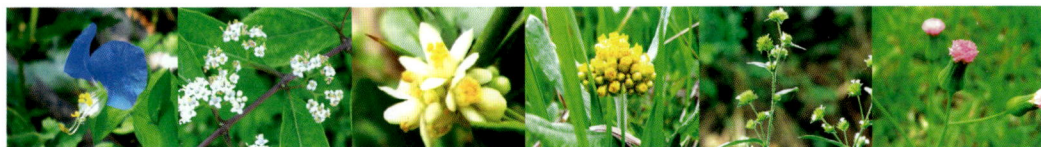

目录

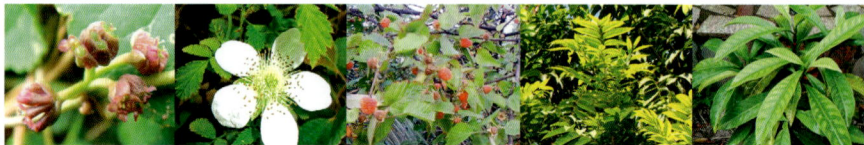

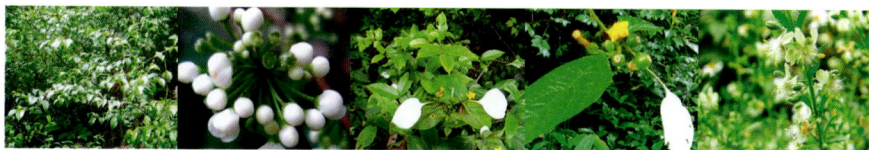

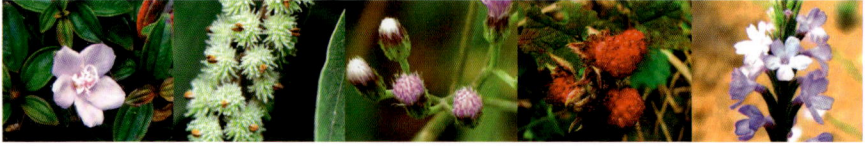

第一章

清热类

客家

中草药及验方

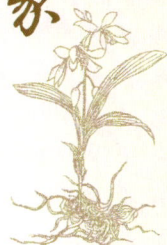

钱凿头

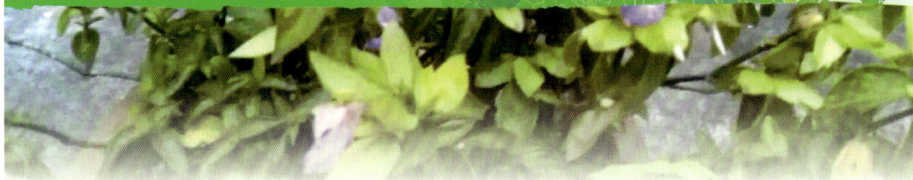

药物档案

钱凿头：又名钱凿草、钱凿口、崩大碗、连线草、遍地香、雷公根、金钱草、积雪草、铜钱草老帮根、老梗根、老耳等。拉丁学名：*Centella asiatica* (L.) Urban，为伞形科、积雪草属植物积雪草。

多年生草本，茎匍匐，细长，节上生根。叶片膜质至草质，圆形、肾形或马蹄形。花夏秋开放，3～6朵排成伞形花序。果实圆球形，长2.1～3mm，宽2.2～3.6mm，有明显隆起的纵棱及细网纹，果梗短。主要分布于田野、畦畔及屋边等阴湿环境。

以全草入药。味苦、辛，性寒。归肝、脾、肾经。具有清热利湿、解毒消肿等功效，用于外感发热、流行性感冒、湿热黄疸、中暑腹泻、急性气管炎、砂淋血淋、痈肿疮毒、跌打损伤、修复瘢痕、湿疹、静脉曲张等症。

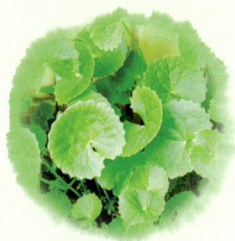

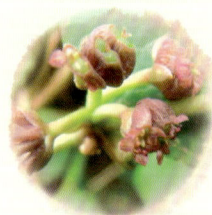

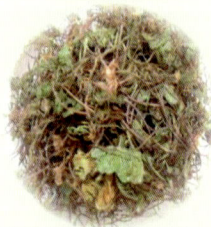

草药辨识图鉴

《本草纲目拾遗》：味微甘，性微寒。《岭南采药录》：味涩，气香，性平。《闽东本草》：治暑热痧气，腹痛腹胀。

民间验方一：

【主治】感冒高热。

【组成】钱凿头六钱。

【用法】水煎加糖服。

【宜忌】虚寒者不宜。

民间验方二：

【主治】流行性感冒。

【组成】钱凿头六钱，一包针一两。

【用法】煎成一碗水，一次服完。

【宜忌】虚寒者不宜。

民间验方三：

【主治】小便不通。

【组成】钱凿头一两。

【用法】捣烂后贴于肚脐处，待小便通畅后除去。

【宜忌】尚不明确。

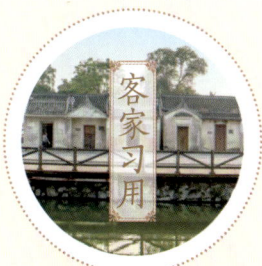

民间验方四：

【主治】蛇头指。

【组成】钱凿头一两。

【用法】捣烂加黑色火药适量敷患处。

【宜忌】尚不明确。

客家习用

部分客家地区采集钱凿头捣烂敷于患处，促进外伤愈合，或捣烂取汁，涂抹修复瘢痕或去除妇女产后妊娠纹，也可以涂抹患处治疗静脉曲张。

落地金钱草

药物档案

落地金钱草：又名马蹄金、马蹄草、蚬壳草、小金钱草、九连环、小碗碗草、小迎风草、月亮草、黄胆草等。拉丁学名：*Dichondra repens* Forst.，为旋花科马蹄金属植物马蹄金属植物马蹄金。

多年生小草本，长约30cm。茎纤细匍匐地面，节着地可生出不定根。单叶互生，具柄，长2～5cm，被疏柔毛；叶片圆形或肾形，直径0.6～1.6cm，很少达2.5cm，先端圆形，有时微凹，基部深心形，形似马蹄，故又名马蹄金。全缘，上面绿色，光滑，下面浅绿色，无毛或有疏柔毛，基出脉7～9条。夏初开花，花小，单生于叶腋，花梗短于叶柄；花冠短钟状，黄色；子房上位，2室。蒴果膜质，近球形，径约2mm。种子2粒。常见于田畦、旷野等湿地。

草药辨识图鉴

以全草入药，味辛、淡、性凉，具有清热利湿、解毒消肿。用于肾炎水肿、泌尿系感染、泌尿系结石、肝炎、胆囊炎、痢疾、扁桃体炎、口腔炎、感冒发热、跌打损伤等症。

《本草纲目拾遗》：忌盐。

民间验方一：

【主治】急性肾盂炎或尿道炎。

【组成】落地金钱草六钱，叶下珠三钱。

【用法】水煎后加糖服。

【宜忌】孕妇忌服，忌盐。

民间验方二：

【主治】感冒发热、头痛。

【组成】落地金钱草一两半。

【用法】水煎后加糖服。

【宜忌】孕妇忌服，忌盐。

民间验方三：

【主治】咽喉肿痛或口腔炎。

【组成】落地金钱草一两半。

【用法】水煎服。

【宜忌】孕妇忌服，忌盐。

三月泡

药物档案

三月泡：又名空心泡、七时饭消扭、倒触伞、龙船泡、划船泡、树莓、蔷薇莓等。拉丁学名：*Rubus rosaefolius* Smith；为蔷薇科悬钩子属植物空心泡。

多年生灌木，高 2 ~ 3m；茎直立或匍匐状；小枝幼时有短柔毛，具扁平皮刺。单数羽状复叶，披针形或卵状披针形，边缘具尖重锯齿，下面散生柔毛。花 1 ~ 2 朵，生于叶腋；花白色，直径约 3cm。聚合果矩圆形，红色，有光泽。花期 3 ~ 5 月，果期 6 ~ 7 月。喜生于山坡林中。鲁迅先生笔下所谓"覆盆子"即三月泡。

以全草或根、叶入药，味苦，性凉，具有疏风解表、活血祛瘀等功效，主治痢疾、月经不调、月经过多、呕吐、盗汗、感冒发热、小儿咳嗽、风湿骨痛、皮肤瘙痒、烫伤等。

草药辨识图鉴

🌿 民间验方一：

【主治】风湿筋骨痛。

【组成】三月泡根一两。

【用法】水煎服。

【宜忌】尚不明确。

🌿 民间验方二：

【主治】皮肤瘙痒。

【组成】三月泡全草适量。

【用法】水煎外洗。

【宜忌】尚不明确。

🌿 民间验方三：

【主治】感冒发热。

【用法】水煎服。

【组成】三月泡根一两。

【宜忌】尚不明确。

🌿 民间验方四：

【主治】断肢再生。

【组成】三月泡叶、透骨消（全草）、葱根（小火煨软）、白砂糖各一两。

【用法】断指复位后，用上药捣烂外敷，固定。每日换药 1 次。亦可酌加板蓝根、老蟹目、白背叶各适量，可进一步控制感染和肿胀。

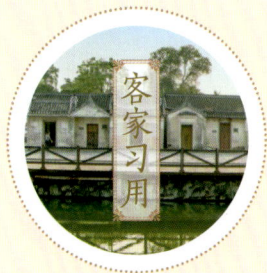

【宜忌】尚不明确。

　　三月泡果实果味甜美，含糖、蛋白质、氨基酸、苹果酸、柠檬酸、维生素 C、膳食纤维及微量元素等丰富营养成分。其所含的各种营养成分易被人体吸收，具有促消化、改善新陈代谢、增强免疫力等功效。客家地区百姓喜采摘野生三月泡果实生食，亦有不少客家农户广泛采摘或种植，制果酱及酿酒，市场认可度高。

山鸡米

草药辨识图鉴

药物档案

山鸡米：又叫淡竹叶，土麦冬、碎骨子、山鸡米、金鸡米、迷身草、竹叶卷心等。拉丁学名：*Lophatherum gracile* Brongn.，为禾本科淡竹叶属植物淡竹叶。

多年生草本，具木质缩短的根状茎，秆高 40 ~ 100cm。叶片披针形，宽 2 ~ 3cm，基部狭缩呈柄状，有明显小横脉。圆锥花序；小穗条状披针形，具极短的柄，排列稍偏于穗轴的一侧，脱节于颖下；不育外稃互相紧包并渐狭小，其顶端具长 1 ~ 2mm 的短芒成束而似羽冠。喜生于山坡林下或荫蔽处。

以叶及块根入药。味甘、淡，寒。归心、胃、小肠经。具有清热除烦、利尿等功效。用于热病烦渴、小便赤涩淋痛、口舌生疮等症。

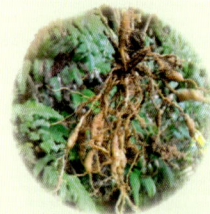

草药辨识图鉴

《握灵本草》：去胃热。《草木便方》：消痰，止渴。治烦热，咳喘，吐血，呕哕，小儿惊痫。《本草纲目》：去烦热，利小便，清心。

民间验方一：

【主治】口舌糜烂、小便刺痛兼盗汗。

【组成】山鸡米叶八分、生地一钱八分、甘草六分、木通六分。

【用法】水煎服。

【宜忌】孕妇忌服，无实火、湿热者慎服，体虚有寒者禁服。

民间验方二：

【主治】头痛发热口渴。

【组成】山鸡米块根五钱。

【用法】水煎服。

【宜忌】孕妇忌服，无实火、湿热者慎服，体虚有寒者禁服。

肥珠祗树

药物档案

肥珠祗树：又名洗手果、木患子、油罗树、苦患树、目浪树、假龙眼等。拉丁学名：*Sapindus mukorossi* Gaertn.，为无患子科无患子属植物无患子。

多年生落叶乔木，枝开展，叶互生，无托叶；圆锥花序，顶生及侧生，花杂性，花冠淡绿色，有短爪。核果球形，熟时黄色或棕黄色。种子球形，黑色，坚硬，花期 6 ~ 7 月。果期 9 ~ 10 月。主要分布于旷野或村边。

以根或种仁入药，根性苦、寒，常用于白喉、咽喉肿痛、乳蛾、咳嗽、顿咳、食滞虫积等症；种仁味苦，性平，有小毒。常用于蛔虫病、腹中气胀、口臭等症。根则味苦，性凉，有清热解表、消滞破瘀等功效，常用于喉头肿痛、中耳炎、感冒高热、骨节疼痛等症。

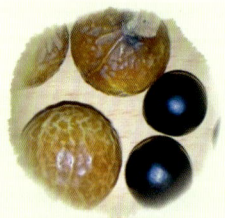

《生草药性备要》：止血；煨食杀虫，去腻；煮膏药祛风、消肿、拔毒。《普济方》：治牙齿肿痛：无患子一两，大黄、香附各一两，青盐半两，泥固煅研，日用擦牙。《岭南草药志》：治厚皮癣：无患子酌量，用好醋煎沸，趁热搽洗患处。

🌿 民间验方一：

【主治】喉头肿痛。

【组成】肥珠祗树根三钱。

【用法】水煎后加糖服。

【宜忌】脾胃虚寒者慎用。

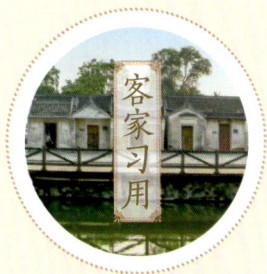

🌿 民间验方二：

【主治】中耳炎。

【组成】肥珠祗树根五钱。

【用法】浸 75% 乙醇溶液滴耳。

【宜忌】尚不明确。

🌿 民间验方三：

【主治】感冒高热、全身骨节疼痛。

【组成】肥珠祗树根三钱。

【用法】水煎服。

【宜忌】脾胃虚寒者慎用。

客家习用

肥珠祗树种仁蛋白质含量 31.87%，灰分 5.19%，总非纤维碳水化合物 14.86%，戊聚糖 2.21%，淀粉 11.94%，粗纤维 14.14%，以及脂肪酸，山嵛酸及二十四烷酸等成分。果实为天然除菌剂，客家人常用来洗澡、洗衣服。肥珠祗树果皮可提炼皂苷，内核富含脂肪，可提炼生物柴油。

山大颜

药物档案

山大颜：又名皮绑树、山大刀、软树、九节、大岸莲、青龙吐雾、刀伤木、大罗伞、火筒树等。拉丁学名：*Psychotria rubra* (Lour.) Poir.，为茜草科九节属植物九节。

多年生灌木或小乔木，高 0.5 ~ 5m。叶对生，纸质或革质，长圆形、椭圆状长圆形等，长 5 ~ 23.5cm，宽 2 ~ 9cm，顶端渐尖；叶柄长 0.7 ~ 5cm，无毛或极稀有极短的柔毛。聚伞花序通常顶生，无毛或极稀有极短的柔毛，多花，总花梗常极短，近基部三分歧，常成伞房状或圆锥状，长 2 ~ 10cm，宽 3 ~ 15cm；花梗长 1 ~ 2.5mm；雄蕊与花冠裂片互生。核果球形或宽椭圆形，长 5 ~ 8mm，直径 4 ~ 7mm，有纵棱，红色；果柄长 1.5 ~ 10mm。

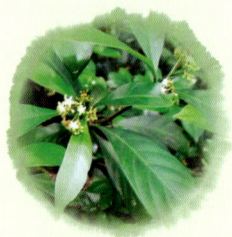

草药辨识图鉴

以根、叶入药，味苦、性寒，具有清热解毒、消肿拔毒、祛风除湿等功效，用于感冒发热、百日咳、扁桃体炎、白喉、咽喉肿痛、口腔炎、胃痛、痢疾、痔疮、风湿疼痛、跌打损伤、皮肤瘙痒等症。

《岭南采药录》：清热祛湿。熏洗痔疮，煎凉茶多用之。《常用中草药手册》：治感冒发热，扁桃体炎，咽喉肿痛，白喉；风湿骨痛，腰肌劳损，胸中滞痛；跌打损伤，骨折，蛇咬伤，疮疡肿毒，久不收口的慢性溃疡。

民间验方一：

【主治】感冒高热。

【组成】山大颜叶六钱。

【用法】水煎服。

【宜忌】孕妇禁用。

民间验方二：

【主治】百日咳。

【组成】山大颜根六钱，葫芦茶三钱。

【用法】水煎服。

【宜忌】尚不明确。

民间验方三：

【主治】白喉病、喉头炎、扁桃体炎。

【组成】山大颜根六钱。

【用法】水煎后加糖服。

【宜忌】孕妇禁用。

民间验方四：

【主治】口腔炎。

【组成】山大颜叶六钱。

【用法】水煎后加糖含服。

【宜忌】孕妇禁用。

民间验方五：

【主治】皮肤瘙痒。

【组成】山大颜叶六钱。

【用法】水煎外洗。

【宜忌】孕妇禁用。

秤星树

药物档案

秤星树：又名岗梅、梅叶冬青、点称星、土甘草、山梅根、假青梅、白点秤、天星木、百解茶、苦梅、山梅、点秤星、土甘草等。拉丁学名：*Ilex asprella* (Hook. f. et Arn.) Champ. ex Benth.，为冬青科冬青属植物梅叶冬青。

多年生直立灌木，高 1 ~ 3m，树皮青绿色，并有许多白色小点如秤星状，叶叶膜质，在长枝上互生，卵形或卵状椭圆形，先端尾状渐尖，基部钝至近圆形，边缘具锯齿，叶面绿色，被微柔毛，背面淡绿色，无毛，主脉在叶面下凹，在背面隆起，侧脉 5 ~ 6 对。夏季开白花，2 或 3 花呈束状或单生于叶腋或鳞片腋内，位于腋芽与叶柄之间；花 4 或 5 基数；花萼盘状，直径 2.5 ~ 3mm，无毛，裂片 4~5，阔三角形或圆形，啮蚀状具缘毛；花冠白色，辐状，直径约 6mm；冬季结紫蓝色如豌豆大球形浆果，果柄长。喜生于山岗或山谷路旁。

以根入药，味甘、性凉，具有清热解毒、生津活血等功效，主治风热感冒、头痛眩晕、热病燥渴、痧气、肺痈、咯血、喉痛、声音嘶哑、扁桃体炎、咽喉炎、痔血、淋病、中耳炎、蛇头指等症。

客家人常以秤星树配山鸡米泡茶，作为伤寒、中暑或肺热时的铺助治疗。

《岭南采药录》：清热毒。煎凉茶多用之。又治疥虫。《陆川本草》：清凉解毒，生津止泻。治热病口燥渴，热泻，一般喉疾。《实用中草药》：治急性扁桃体炎，咽喉炎，肺脓肿，感冒。

民间验方一：

【主治】风热感冒。

【组成】秤星树根六钱、水杨梅根六钱。

【用法】水煎服，每日两次。

【宜忌】脾胃虚寒者慎服；孕妇慎服。

民间验方二：

【主治】急性咽喉炎或扁桃体炎。

【组成】秤星树根六钱、凤尾草三钱、野荞麦根三根。

【用法】米泔水煎服。

【宜忌】孕妇慎用。

民间验方三：

【主治】声音嘶哑。

【组成】秤星树根三钱。

【用法】水煎服。

【宜忌】孕妇慎用。

民间验方四：

【主治】蛇头指。

【组成】秤星树根二两，米酒八两。

【用法】浸米酒，外搽患处。

【宜忌】孕妇慎用。

山芝麻

药物档案

山芝麻：又名山麻甲、山油麻、野麻甲、坡油麻、狭叶山芝麻、山脂麻等。拉丁学名：*Helicteres angustifolia* L.，为梧桐科山芝麻属植物山芝麻。

多年生常绿小灌木，高约 70 ~ 100cm，小枝有灰绿色短绒毛。叶条状披针形，狭矩圆形，有时狭椭圆形，全缘，上面近无毛或疏生星状柔毛，下面有灰白色或淡黄色星状短柔毛。花序腋生，长约 2cm，有数朵花。蒴果长约 1.5cm，密被星状毛，茎皮纤维可编织麻袋。喜生于荒地或草坡。

以根、叶入药，味苦，性凉，有小毒。具有清热解毒、消肿等功效，叶外敷治疮毒。用于感冒高烧、扁桃体炎、咽喉炎、腮腺炎、口腔炎、风火牙痛、麻疹、咳嗽、疟疾等；外用治毒蛇咬伤、痔疮、痈肿疔疮等症。

草药辨识图鉴

《福建民间草药》：去瘀生新，消痈解毒。《生草药性备要》：根：治疮，去毒，止血，埋口；又能开大肠。

📖 民间验方一：

【主治】喉头炎。

【组成】山芝麻六钱。

【用法】水煎含服。

【宜忌】孕妇及体弱者忌服。

📖 民间验方二：

【主治】口腔炎。

【组成】山芝麻六钱。

【用法】水煎含服。

【宜忌】孕妇及体弱者忌服。

📖 民间验方三：

【主治】风火牙痛。

【组成】山芝麻六钱。

【用法】水煎含服。

【宜忌】孕妇及体弱者忌服。

📖 民间验方四：

【主治】感冒发热、头痛。

【组成】山芝麻四钱。

【用法】水煎服。

【宜忌】孕妇及体弱者忌服。

玉叶金花

药物档案

玉叶金花：又名良口茶、野白纸扇等。拉丁学名：*Mussaenda pubescens* Ait. F. Hort. Kew. Ed.，为茜草科玉叶金花属植物玉叶金花。

多年生藤状灌木，小枝有柔毛。单叶对生，卵状长椭圆形至卵状披针形，两端尖，表面无毛或有疏毛，背面被柔毛。花黄色，为顶生伞房状聚伞花序，每一花序中约有扩大的白色叶状萼片 3 ~ 4 枚；夏季开花。浆果球形，长 8 ~ 10mm。花美丽而奇特，宜栽于庭园观赏。野外多长于山坡、溪边、路旁。

以根茎或全草入药，味甘、淡，性寒。归肝、脾经。能清热疏风、解暑等功效。用于皮肤烂疮、口舌生疮、风热感冒、中毒、疟疾、支气管炎、扁桃体炎、咽喉炎、肾炎水肿、肠炎、子宫出血、毒蛇咬伤等症。

草药辨识图鉴

🌿民间验方一：

【主治】口舌生疮。

【组成】玉叶金花根（干）一两。

【用法】水煎服。

【宜忌】尚不明确。

🌿民间验方二：

【主治】中暑。

【组成】玉叶金花根（干）一两。

【用法】水煎服。

【宜忌】尚不明确。

🌿民间验方三：

【主治】风热感冒、头痛。

【组成】玉叶金花根（干）八钱。

【用法】水煎服。

【宜忌】尚不明确。

🌿民间验方四：

【主治】皮肤烂疮。

【组成】玉叶金花全草适量。

【用法】水煎外洗患处。

【宜忌】尚不明确。

冰糖草

药 物 档 案

冰糖草： 又名野甘草、甜珠草、香仪、珠子草、假甘草、土甘草、假枸杞、四时茶、通花草等。拉丁学名：*Scoparia dulcis* L.，为玄参科野甘草属植物野甘草。

一年生或极少多年生草本，或为半灌木，全体无毛。茎多分枝，有数条明显的纵棱。叶对生或轮生，叶片近于菱形。花单朵或成对生于叶腋。蒴果球形。喜生于荒地、路旁。

以叶或全草入药，味甘、性凉，具有清热解毒、利尿消肿等功效，主治小儿肝火、肺热咳嗽、暑热泄泻、脚气浮肿、小儿麻疹、湿疹、热痱、湿疹、喉炎、中耳炎、无名肿毒等症。

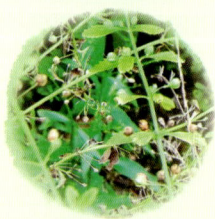

《常用中草药手册》：清热利湿。主治感冒发热、肠炎腹泻、脚气水肿、小便不利等。

民间验方一：

【主治】热痱或湿疹。

【组成】野甘草叶适量。

【用法】捣汁外搽。

【宜忌】尚不明确。

民间验方二：

【主治】小儿肝火盛。

【组成】野甘草五钱、红糖适量。

【用法】捣汁，冲开水服。

【宜忌】尚不明确。

民间验方三：

【主治】脚气浮肿。

【组成】野甘草一两、红糖一两。

【用法】水煎，饭前服，一日两次。

【宜忌】尚不明确。

民间验方四：

【主治】中耳炎。

【组成】野甘草叶适量。

【用法】捣烂，加少许白酒榨汁滴耳内并外搽。

【宜忌】尚不明确。

纽扣草

药物档案

纽扣草：又名白花菜、少花龙葵、乌点规、钮草、钮仔草、乌目菜、乌疗草、点归菜、乌归表、七粒扣、五宅茄等。拉丁学名：*Solallum nigrum* L .ver Pauciflorum Liou，为茄科茄属植物乌点规。

一年生纤弱草本，茎无毛或近于无毛，高约1m。叶薄，卵形至卵状长圆形，先端渐尖，基部楔形下延至叶柄而成翅，叶缘近全缘，波状或有不规则的粗齿，两面均具疏柔毛，有时下面近于无毛。花序近伞形，腋外生，纤细，具微柔毛，着生1～6朵花。浆果球状，直径约5mm，幼时绿色，成熟后黑色；种子近卵形。几全年均开花结果。喜生于山野、荒地、埔园、路旁、屋旁及溪边阴湿地。

以全草入药，味微苦，性寒。具有清热解毒、利湿消肿等功效。主治牙龈出血、扁桃体炎、高血压、痢疾、热淋、目赤、咽喉肿痛、疔疮疖肿等症。

草药辨识图鉴

《广州植物志》：清凉散热，可治轻微的喉痛。

民间验方一：

【主治】牙龈出血。

【组成】纽扣草六钱，生蚝一只。

【用法】水煮服。

【宜忌】脾胃虚寒者忌服。

民间验方二：

【主治】扁桃体炎。

【组成】纽扣草六钱，黄酒一两。

【用法】炒熟，用黄酒浸汁，加醋少许，含漱。

【宜忌】脾胃虚寒者忌用。

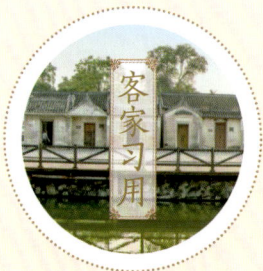

民间验方三：

【主治】高血压。

【用法】水煎服。

【组成】纽扣草六钱。

【宜忌】脾胃虚寒者忌用。

客家习用

客家地区将纽扣草嫩叶做野菜食用。经典做法为：采纽扣草嫩芽，洗净，开水焯一下，与蒜蓉炒几下，既出锅。味鲜美，解暑良菜。特点，微苦（蒜蓉素炒纽扣草）。亦可做汤，味鲜，口感极佳。珍珠状黑色果实可直接鲜食。

革命菜

药物档案

革命菜：又名假茼蒿、野木耳菜、冬风菜、飞机菜、满天飞、安南草、金黄花草、皇爷膏、假苦荬、观皮芥、解放草、飞花菜等。拉丁学名：*Gynura crepidioides* (Benth.) S. Moore，为菊科野茼蒿属植物野茼蒿。

一年生直立草本，高 20 ～ 100cm。茎直立，有纵条纹。单叶互生；叶片膜质，长圆状椭圆形，先端渐尖，基部楔形，边缘有不规则锯齿，两面无毛。头状花序排成圆锥状；花管状，粉红色。瘦果狭圆柱形，冠毛丰富，白色。花期夏季。种子繁殖。瘦果借冠毛随风飘散。喜生于山坡荒地、路旁及沟谷杂草丛中。

以全草入药，味微苦、辛，性平。归肝、肾经。具有健脾消肿、清热解毒、行气、利尿等功效。主治感冒发热、痢疾、乳腺炎、肠炎、尿路感染、营养不良性水肿等症。

《广西本草选编》：健脾消肿，清热解毒。治感冒发热，痢疾，肠炎，尿路感染，营养不良性水肿，乳腺炎。《植物名实图考》：野木耳生南安，斑茎叶如菊，而无杈歧，花如蒲公英，长蒂短瓣，不甚开放，花老成絮，土人食之，亦野菜也。

民间验方一：

【主治】乳腺炎。

【组成】革命菜适量。

【用法】捣烂外敷。

【宜忌】尚不明确。

民间验方二：

【主治】肠炎。

【组成】革命菜适量。

【用法】煎汤服食。

【宜忌】尚不明确。

客家习用

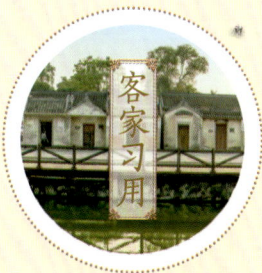

革命菜以其水灵的外观，清香嫩滑的口感深受人们的喜爱。全草含胡萝卜素、维生素B_2、维生素C、蛋白质、铁、钙等丰富营养成分。中央苏区时期等较艰苦革命年代，赣南、粤东北、闽西地区的客家儿女能在红色苏区坚持革命斗争，一部分靠的就是这种野菜，故名"革命菜"。随着时代的发展和人们生活水平的提高，一些慕名前来客家地区旅行的游客也爱品尝这种极富革命特色野菜。常见食谱有：凉拌革命菜、革命菜炒肉丝、蒜蓉革命草。

三丫苦

药物档案

三丫苦：又名三桠苦、三桠福、小黄散、三孖苦、三丫虎、三叉苦、三枝枪、斑鸠花、三叉虎、郎晚、消黄散、三岔叶、石蛤骨、白芸香、三支枪、三脚鳖等。拉丁学名：*Evodia lepta* (Spreng.) Merr.，为芸香科吴茱萸属植物三桠苦。

多年生灌木或乔木，树皮灰白或灰绿色，光滑，纵向浅裂，嫩枝的节部常呈压扁状，小枝的髓部大，枝叶无毛。3小叶，有时偶有2小叶或单小叶同时存在，小叶长椭圆形，两端尖，有时倒卵状椭圆形。花序腋生，很少同时有顶生。分果瓣淡黄或茶褐色，每分果瓣有1种子，种子长3～4mm，厚2～3mm，蓝黑色。花期4～6月，果期7～10月。喜生于村边、溪边及低山灌丛中。

以根或叶入药。味苦，性寒。具有清热解毒、祛风除湿等功效，主治咽喉肿痛、耳内生疮、疟疾、黄疸型肝炎、风湿骨痛、湿疹、扁桃体炎、皮炎、流行性脑髓膜炎等。

《岭南采药录》：清热毒。治跌打发热作痛。

📖 民间验方一：

【主治】耳内生疔。

【组成】三丫苦鲜叶适量。

【用法】捣烂取汁，滴耳外敷。

【宜忌】尚不明确。

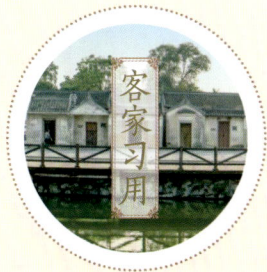

📖 民间验方二：

【主治】扁桃腺炎。

【组成】三丫苦叶或根各二两、
　　　　九节叶或根各二两。

【用法】水煎服用多次。

【宜忌】尚不明确。

📖 民间验方三：

【主治】流行性脑髓膜炎。

【组成】三丫苦叶五钱。

【用法】水煎服，共服三次。

【宜忌】尚不明确。

📖 民间验方四：

【主治】创伤止血。

【组成】三丫苦鲜叶适量。

【用法】捣烂外敷。

【宜忌】尚不明确。

客家习用

　　客家地区有一种以竹叶包覆的粿食，暗青色泽，乍看像艾草粿。其主要以三丫苦的药草，掺入糯米内，磨粉制成，中间包裹有红豆馅料。粿米润滑，味道有些清爽之苦，由于融合了红豆的甜，三丫苦粿食便有了不同氛围。客家有谚语："三月初三，吃了三丫苦不怕蚊咬"，指的就是这种美食。随着时代的进步，夏日浮躁，酒足饭饱的食客品尝一颗三丫苦粿点这种沁入心脾的清凉点心，既可消弭大鱼大肉之后厚重的舌苔和肥腻的胃口，又可下火，还可以养生美容。

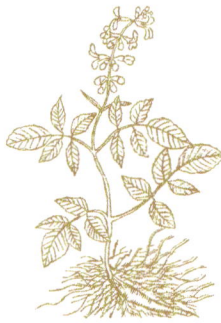

第二章

解毒类

客家

中草药及验方

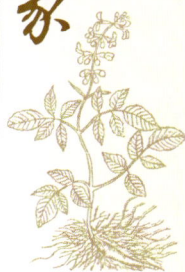

一点红

药物档案

一点红：又名猫菜祗、红背草、叶下红、野芥兰、紫背菜、紫背叶、红背果、片红青、叶下红、红头草、牛奶奶、花古帽、野木耳菜、羊蹄草等。拉丁学名：*Emilia sonchifolia* (L.) DC.。为菊科一点红属植物一点红。

一年生草本植物，根垂直，茎直立，无毛或被疏短毛，灰绿色。叶质较厚，顶生裂片大，宽卵状三角形，具不规则的齿；中部茎叶疏生，较小，无柄；上部叶少数，线形。夏季开紫色花，顶生头状花序。喜生于旷野、田边或路旁。

以全草入药，味微苦，性凉。具有清热解毒、散瘀消肿、利尿等功效。用于肠炎、痢疾、中毒性消化不良、尿路感染、上呼吸道感染、咽喉肿痛、结膜炎、口腔溃疡、疮痈等症。

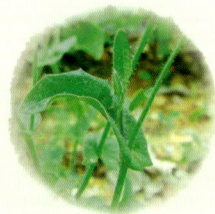

草药辨识图鉴

《江西民间草药验方》：治喉蛾。《福建民间草药》：治水肿。《岭南采药录》：红治赤白痢证及远年便血。

🌿 民间验方一：

【主治】红白痢疾。

【组成】一点红、凤尾草各一两二钱。

【用法】水煎后加糖服。

【宜忌】孕妇慎服。

🌿 民间验方二：

【主治】中毒性消化不良。

【组成】一点红一两二钱、叶下珠六钱。

【用法】水煎服。

【宜忌】孕妇慎服。

🌿 民间验方三：

【主治】感冒发热、喉痛。

【组成】一点红、一包针各一两二钱。

【用法】水煎服。

【宜忌】孕妇慎服。

🌿 民间验方四：

【主治】疮疖肿痛。

【组成】一点红适量。

【用法】加黄糖捣烂外敷。

【宜忌】尚不明确。

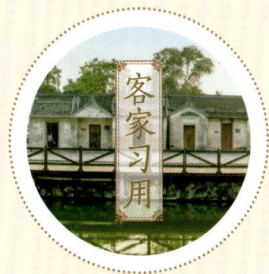

客家习用

一点红不仅是天然的抗菌药，其蛋白质、氨基酸、维生素C等营养物质含量也非常丰富，铁含量高于菜心，客家民间常将一点红嫩梢嫩叶做野菜食用，质地爽脆，加点蒜蓉炒食或另外作汤（上汤一点红）均可，十分美味。

土银花

药物档案

土银花：又名左转藤、大金银花、拟大花忍冬、银花藤、耳盘花、灰毡毛忍冬。拉丁学名：*Lonicera macranthoides* Hand.-Mazz.，为忍冬科忍冬属植物灰毡毛忍冬。

多年生藤本，幼枝或其顶梢及总花梗有薄绒状短糙伏毛，有时兼具微腺毛，后变栗褐色有光泽而近无毛，很少在幼枝下部有开展长刚毛。叶革质，卵形、卵状披针形、矩圆形至宽披针形。花有香味，双花常密集于小枝梢成圆锥状花序。果实黑色，常有蓝白色粉，圆形。花期6月中旬至7月上旬，果熟期10～11月。喜生于山谷溪流旁、山坡或山顶混交林内或灌丛中。

以花、叶、藤入药（以花为主），味甘、性寒，归肺、心、胃经。具有清热解毒等功效，外用消肿。用于痈肿疔疮、喉痹、血痢、风热感冒等症。

《常用中草药手册》：清热解毒。治外感发热咳嗽，肠炎，菌痢，麻疹，腮腺炎，败血症，疮疖肿毒，阑尾炎，外伤感染，小儿痱毒。制成凉茶，可预防中暑、感冒。

🌿 民间验方一：

【主治】痢疾。

【组成】土银花（干）三钱、茵陈（干）三钱。

【用法】水煎后加糖服。

【宜忌】脾胃虚弱者不宜久服。

🌿 民间验方二：

【主治】疮痈。

【组成】土银花（干）三钱、茵陈（干）三钱。

【用法】水煎外洗。

【宜忌】尚不明确。

🌿 民间验方三：

【主治】风热感冒。

【组成】土银花（干）三钱、连翘（干）二钱、山鸡米叶（干）六分、蔓荆子（干）二钱、薄荷（干）六分、芦根（干）一两二钱、甘草（干）六分。

【用法】水煎服。

【宜忌】脾胃虚弱者不宜久服。

过塘蛇

药物档案

过塘蛇：又名水龙、猪肥草、过江藤、过塘蛇、过塘标、草里银钗、玉钗草等。拉丁学名：*Ludwigia adscendens* (L.) Hara，为柳叶菜科丁香蓼属植物水龙。

多年生浮水或上升草本，浮水茎节上常簇生圆柱状或纺锤状白色海绵状贮气的根状浮器，具多数须状根；浮水茎长可达 3m，直立茎高达 60cm，无毛；生于旱生环境的枝上则常被柔毛但很少开花。叶倒卵形、椭圆形或倒卵状披针形。花单生于上部叶腋，小苞片生于花柄上部，花药卵状长圆形。蒴果淡褐色，圆柱状，具纵棱。花期 5～8 月，果期 8～11 月。喜生于沟渠、溪流、塘边及稻田。

　　以全草入药，味淡，性寒。具有清热解毒、利尿消肿等功效，主治燥热咳嗽、感冒发热、酒疸、淋病、麻疹、乳腺炎、丹毒、天疱疮、蛇头指等症。

　　《福建民间草药》：利尿解热。理酒疸，治蛇伤。《天宝本草》：利湿热，行水道，治筋骨疼痛。

民间验方一：

【主治】天疱疮。

【组成】过塘蛇适量。

【用法】水煎外洗。

【宜忌】尚不明确。

民间验方二：

【主治】乳腺炎。

【组成】过塘蛇适量。

【用法】加酒捣烂外敷。

【宜忌】尚不明确。

民间验方三：

【主治】蛇头指或疮痈。

【组成】过塘蛇适量。

【用法】加酒捣烂外敷。

【宜忌】尚不明确。

民间验方四：

【主治】感冒发热。

【组成】过塘蛇八钱。

【用法】水煎服。

【宜忌】脾胃虚寒，溲多不渴者忌服。

红花热痱草

药物档案

红花热痱草：又名香茶菜、山薄荷、蛇总管、铁生姜、石哈巴、铁称锤、铁钉头、铁龙角、铁丁角、铁角棱、四棱角、棱角三七、铁棱角等。拉丁学名：*Rabdosia amethystoides* (Benth.) Hara，为唇形科香茶菜属植物香茶菜。

多年生直立草本，根茎肥大，木质，向下密生纤维状须根。茎高 0.3 ~ 1.5m，四棱形。花序为由聚伞花序组成的顶生圆锥花序，疏散，聚伞花序多花。花冠白、蓝白或紫色，上唇带紫蓝色，长约 7mm，外疏被短柔毛，内面无毛。成熟小坚果卵形，被黄色及白色腺点。花期 6 ~ 10 月，果期 9 ~ 11 月。喜生于林下或草丛中的湿润处。

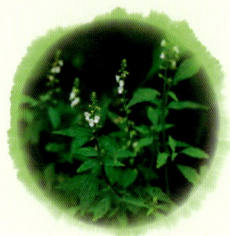

以全草入药，味辛、苦，性凉。归肝、肾经。具有清热解毒、散瘀消肿等功效。用于大小月风、疮疖肿毒、毒蛇咬伤（治蛇伤重要药）、跌打肿痛、筋骨酸痛等症。

民间验方一：

【主治】疮疖肿毒。

【组成】红花热痱草一两。

【用法】捣烂外敷，或煎水洗。

【宜忌】孕妇慎用。

民间验方二：

【主治】大小月风。

【组成】红花热痱草一两二钱。

【用法】水煎服。

【宜忌】尚不明确。

七叶一枝花

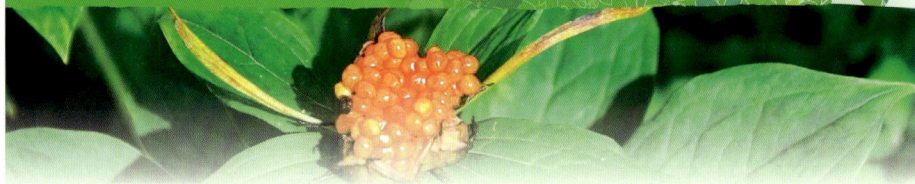

药物档案

七叶一枝花：又名重楼草、金线重楼、七叶莲、蚤休、九道箍、鸳鸯虫，枝花头，螺丝七、海螺七、铁灯台、草河车等。拉丁学名：*Paris polyphylla* Smith，为百合科重楼属植物重楼。

为多年生草本，高 30 ~ 100cm。茎直立。叶 5 ~ 8 片轮生于茎顶，叶片长圆状披针形、倒卵状披针形或倒披针形，长 7 ~ 17cm，宽 2.5 ~ 5cm。花梗从茎顶抽出，通常比叶长，顶生一花，宽 1 ~ 1.5mm，长为萼片的 1/3 至近等长；雄蕊 8 ~ 10，花药长 1.2 ~ 2cm。蒴果球形。花期 5 ~ 7 月，果期 8 ~ 10 月。喜生于山坡林下荫处或深山溪边湿润之地。根茎类圆锥形，常弯曲，直径 1.3 ~ 3cm，长

3 ~ 8cm。表面淡黄棕色或黄棕色。

以根茎入药，味苦、性凉。有小毒。具有清热解毒、镇咳平喘、祛瘀消肿等功效。主治痈肿肺痨久咳、跌打损伤、红肿疔毒、蛇虫咬伤、淋巴结核、骨髓炎等症。

《太平圣惠方》重台草散：重楼草、木鳖子（去壳）、半夏各 50g。上药捣细罗为散，以酽醋调涂之，凡是热肿，熁之。

民间验方一：

【主治】跌打损伤肿痛。

【组成】七叶一枝花三钱。

【用法】捣烂开水冲服。

【宜忌】体虚，无实火热毒，阴证外疡及孕妇均忌服。

民间验方二：

【主治】红肿疔毒。

【组成】七叶一枝花三钱。

【用法】磨酒外搽。

【宜忌】孕妇忌用。

民间验方三：

【主治】毒蛇咬伤。

【组成】七叶一枝花三钱。

【用法】捣烂冷开水冲服，每日 2 ~ 3 次，或磨碎泡酒后可外搽伤口周边（自上而下搽）。

【宜忌】体虚，无实火热毒，阴证外疡及孕妇均忌服。

蛇舌草

草药辨识图鉴

药物档案

蛇舌草：又名白花蛇舌草、蛇舌癀、蛇针草、蛇总管、二叶葎、白花十字草、尖刀草、甲猛草、龙舌草、蛇脷草、鹤舌草等。拉丁学名：*Hedyotis diffusa* Willd.，为茜草科耳草属植物白花蛇舌草。

一年生披散草本，茎扁圆柱形，从基部分枝。叶对生，无柄。花4数，单生或成对生于叶腋；花冠白色，筒状；雄蕊生于花冠筒喉部。蒴果双生，膜质，扁球形。喜生于旷野、路旁。

以全草入药，味苦、甘，性寒。入胃、大肠、小肠经。具有清热、利湿、解毒等功效。主治肺热喘咳、小儿肺炎、咽喉炎、消化道癌变、扁桃体炎、痢疾、急性肾盂炎、尿道炎、阑尾炎、黄疸、肝炎、盆腔炎、痈肿疔疮、毒蛇咬伤等。

《中草药处方选编》：治急性阑尾炎。《闽南民间草药》：治小儿惊热，不能入睡。《福建中草药》：治痢疾、尿道炎、毒蛇咬伤。

民间验方一：

【主治】急性肾盂炎或尿道炎。

【组成】蛇舌草六钱、叶下珠
　　　　六钱。

【用法】水煎服。

【宜忌】孕妇忌服。

民间验方二：

【主治】急性阑尾炎。

【组成】蛇舌草一两二钱。

【用法】水煎服，每日一次。

【宜忌】孕妇忌服。

民间验方三：

【主治】小儿肺炎。

【组成】蛇舌草二钱四分、鬼针
　　　　草三钱六分。

【用法】水煎服。

【宜忌】孕妇忌服，脾胃虚弱者
　　　　忌服。

民间验方四：

【主治】感冒发热。

【组成】蛇舌草六钱、鬼针草
　　　　一两二钱。

【用法】水煎服。

【宜忌】孕妇忌服。

民间验方五：

【主治】毒蛇咬伤。

【组成】蛇舌草一两二钱、半边莲一两二钱。

【用法】捣烂取汁兑米酒服，渣外擦伤口附近。

【宜忌】孕妇慎用。

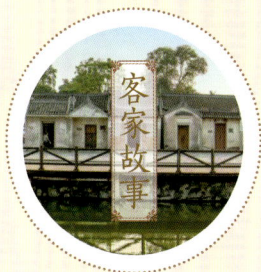

客家民族有个传说，相传有位名医，被邀去为一位急重病人诊治。病人胸背憋痛，长期低烧，上吐下泻，咳痰不止，长期寻医问诊均不见成效。名医一时也未找到合适的治疗方法。疲乏间书房小憩，忽梦见一位白衣仙子飘然而至，说："此君乐善好施，对小生命也一样关爱。见有捕蛇者，他即买下放生，是位好人。"白衣仙子飘然而去，名医却在白衣仙子离去之处看到一条白花蛇，蛇舌伸吐处化作丛丛小草。梦醒后，名医赴村外，果然在户外田畦上看到许多梦中所见的那种开着小白花的纤纤小草。于是便采了些，嘱其煎服。数剂后，病人竟神奇痊愈。后人根据这一典故，始称该小草为蛇舌草。

地胆头

药物档案

地胆头：又名地胆草、地斩头、苦地胆、天芥菜、鸡疴粘、土柴胡、土公英等。拉丁学名：*Elephantopus scaber* L.，为菊科地胆草属植物地胆草。

一年生草本，茎刚硬粗壮，有毛，高17～50cm，叶大部根生，基部抱茎，莲座状，秋冬季开花，顶生，开紫红色花为红花地胆头，另有开白花品种为白花地胆头，药效以白花为佳。花后结纺锤形小瘦果。喜生于路旁或旷野之地。

以全草入药。味苦、辛，性寒。具有清热解毒、祛风、凉血消痈等功效。主治风热感冒、疮痈、鼻衄、水肿、疔疮、蛇虫咬伤等症。

《本草纲目》：味苦。《本草纲目拾遗》：叶：可贴热毒疮。《福建民间草药》：利尿消胀。

民间验方一：

【主治】风热感冒。

【组成】白花地胆头一两，一包针六钱。

【用法】水煎服。

【宜忌】体虚者忌之，寒症勿用，孕妇慎用。

民间验方二：

【主治】风热感冒。

【组成】白花地胆头六钱。

【用法】捣烂加黄糖冲冷开水服用。

【宜忌】体虚者忌之，寒症勿用，孕妇慎用。

民间验方三：

【主治】疮痈。

【组成】白花地胆头一两。

【用法】水煎服，另取适量加黄糖捣烂敷于患处。

【宜忌】体虚者忌之，寒症勿用，孕妇慎用。

客家习用

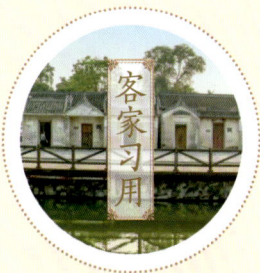

　　地胆头为客家人常用煲汤材料之一，常见药膳汤品有地胆头炖猪月展（清热解毒）、地胆头龙骨汤（滋补降火）、地胆头老鸭汤（清润下火）、地胆头瘦肉汤（适用于血尿、膀胱湿热症）、地胆头薏苡仁猪瘦肉汤（治疗淋证、膀胱湿热症：尿频、尿急、尿痛，尿血、小便黄赤或混浊而短小等）等。地胆头鸡汤是客家地区具有代表性的药膳汤之一。汤品味道香浓、口齿留香，有增强免疫力之功效，常吃不易感冒。

鱼擦里

药物档案

鱼擦里：又名天胡荽、鱼闪子、野圆荽、满天星、圆地炮、龙灯碗、小叶铜钱草、细叶钱凿口。拉丁学名：*Hydrocotyle sibthorpioides* Lam.，为伞形科天胡荽属植物天胡荽。

多年生草本，茎匍匐。单叶互生，圆形或肾形，边缘具钝齿，上面无毛或两面有疏柔毛；单伞形花序腋生，花 10 ~ 15 朵，花瓣绿白色，双悬果近圆形。喜生在潮湿的草地、林下和住宅附近。

以全草入药，味苦、辛，性寒。具有清热利尿、消肿解毒等功效。用于喉头炎、尿道炎、淋病、小便不利、赤白痢疾、黄疸、目翳、痈疽疔疮、跌打瘀肿等症。

草药辨识图鉴

《千金·食治》：疗痔。《草木便方》：治头疮，白秃，风瘙，疥癞。

🌿民间验方一：

【主治】喉头炎。

【组成】鱼擦里一两。

【用法】捣烂加冷开水、去渣后加糖服。

【宜忌】虚寒症及阴性外疡忌服。

🌿民间验方二：

【主治】尿道炎。

【组成】鱼擦里六钱、车前草三钱。

【用法】水煎后加糖服。

【宜忌】虚寒症及阴性外疡忌服。

🌿民间验方三：

【主治】感冒咳嗽。

【组成】鱼擦里六钱。

【用法】水煎服。

【宜忌】虚寒症及阴性外疡忌服。

野慈菇

药物档案

野慈菇：又名犁头尖、土半夏、地金莲、白附子、鼠尾巴、耗子尾巴、独角莲、山慈菇、芋叶半夏、田间半夏、三角青、山半夏、生半夏、土半夏、半夏、小野芋、坡芋、充半夏、狗半夏、小独脚莲、打麻刺、芋头七、野附子、金半夏、百步还原、茨菇七等。拉丁学名：*Typhonium divaricatum* (L.) Decne.，为天南星科犁头尖属植物犁头尖。

多年生草本，高 30 ~ 70cm。块茎近球形。叶基出，心状戟形至心状箭形，长 5 ~ 10cm，叶柄长约 10cm。花葶长约 3cm；上部宽卵状披针形，顶端渐尖，紫色；肉穗花序基部具雌花，长 3mm，中间不育部分长约 1.5cm，在雌花之上具多数棍棒状、上升的突起，上部雄花部分长约 4mm，顶端具紫色、细柱状附属体，长达 7cm。形似老鼠尾，喜生于林下或草丛。

以块茎入药，性温，味辛，生者有毒。具有解毒消肿、止痛等功效，主治毒蛇咬伤、中耳炎、蛇头指等症。

《闽南民间草药》：治蛇咬伤、治肼胝、治跌打损伤。《福建中草药》：治蛇头疔。

民间验方一：

【主治】中耳炎。

【组成】土半夏、半支莲各适量。

【用法】捣烂加75%乙醇去渣滴耳。

【宜忌】孕妇忌用，不可内服。

民间验方二：

【主治】毒蛇咬伤。

【组成】土半夏适量。

【用法】捣烂加白酒少许，外擦伤口周围（由较远处往较近处擦）；如较严重，可另内服少许，可帮助解蛇毒。但需严格观察声音嘶哑、喉头肿大、舌头麻痹强直等现象。姜汁可解该毒。

【宜忌】孕妇忌用。内服宜慎。

民间验方三：

【主治】蛇头指。

【组成】土半夏、蛇香头各适量。

【用法】捣烂加白酒（或乙醇溶液）浸泡患指。

【宜忌】孕妇忌用，不可内服，指已溃烂者勿用。

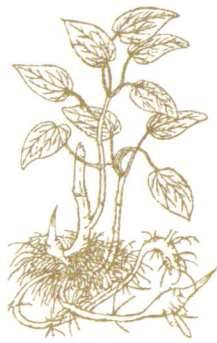

第三章

利湿类

客家

中草药及验方

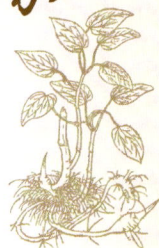

火炭苗

药物档案

火炭苗：又名火炭母、火炭母草、火炭草、乌炭子、白饭草、喉科草、火炭星、鹊糖梅、赤地利、乌饭藤、鸪鹈饭、水退瘀、老鼠蔗等。拉丁学名：*Polygonum chinense* L.，为蓼科蓼属植物火炭母。

多年生草本，高 60 ～ 100cm。茎近直立或蜿蜒；叶片卵形或矩圆状卵形。花序头状，由数个头状花序排成伞房花序或圆锥花序；花白色或淡红色。瘦果卵形。喜生于山谷水边湿地。

以全草入药，味酸，性寒。具有清热利湿、凉血解毒等功效，主治湿热泄泻、痢疾、黄疸、扁桃体炎、喉头炎、风热咽疼、小儿痤夏、妇女白带过多、痈肿湿疮、跌打损伤、刀伤等症。

《岭南采药录》：治小儿身热惊搐，鼓胀。《福建民间草药》：活血解毒，止痢，疗带。

🌿 民间验方一：

【主治】湿热腹泻，痢疾。

【组成】火炭苗一两五钱。

【用法】水煎服。

【宜忌】孕妇忌服。

🌿 民间验方二：

【主治】扁桃体炎、喉头炎。

【组成】火炭苗六钱、绿豆草（薄菜）六钱。

【用法】水煎加糖服。

【宜忌】孕妇忌服。

🌿 民间验方三：

【主治】妇女白带过多或小便浑浊。

【组成】火炭苗八钱。

【用法】水煎加糖服。

【宜忌】孕妇忌服。

🌿 民间验方四：

【主治】刀伤或疮痈后慢性溃疡。

【组成】火炭苗（干）适量。

【用法】研末外撒。

【宜忌】孕妇忌服。

小飞扬

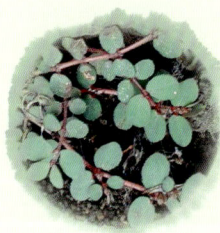

药物档案

小飞扬：又名细乳汁草，细叶飞扬草、小乳汁草、苍蝇翅、千根草、细叶地锦草等。拉丁学名：*Euphorbia thymifolia* L.，为大戟科大戟属植物千根草。

一年生草本，全株被稀疏柔毛或花期脱毛，有长达 15cm 的匍匐茎。叶全部对生，小形，矩圆形、椭圆形或倒卵形，边缘有细锯齿。杯状花序单生或少数聚伞状排列于叶腋。蒴果三角状卵形，具四棱。喜生于山坡草地或灌丛中，多见于山地冲积土或沙质土上。

以全草入药，味微酸、涩，性微凉。具有清热利湿、敛疮止痒等功效，主治小儿腹泻痢疾、菌痢、肠炎、急性肾炎、皮炎、湿疹等症。

草药辨识图鉴

《岭南草药志》：内清湿热，外解湿毒。《生草药性备要》：治小儿飞疹疮满面头耳，浓水淋漓，敷洗消肿毒。

📖民间验方一：

【主治】小儿腹泻痢疾。

【组成】小飞扬六钱，车前草三钱。

【用法】水煎加白糖服。

【宜忌】脾胃虚寒者忌服。

📖民间验方二：

【主治】急性肾炎。

【组成】小飞扬一两。

【用法】水煎加蜂蜜服。

【宜忌】脾胃虚寒者忌服。

📖民间验方三：

【主治】湿热痢疾。

【组成】小飞扬一两。

【用法】水煎加蜂蜜服。

【宜忌】脾胃虚寒者忌服。

大乳汁草

药物档案

　　大乳汁草：又名大飞扬草、大号乳仔草、白乳草、奶母草、奶子草、神仙对坐草、节节花、蚝刈草、蜻蜓草等。拉丁学名：*Euphorbia hirta* L.，为唇形科大戟科大戟属植物飞扬草。

　　一年生草本，被粗毛，折断有白色乳汁，通常由茎基部分枝。枝常淡红色或淡紫色，匍匐状或扩展，长 15 ～ 40cm。叶对生；卵形至矩圆形，基部略狭而偏斜，边缘有小锯齿，中部通常有紫斑。杯状花序多数密集成腋生头状花序，花单性，雌雄花同生于总苞内；蒴果阔卵形，被毛，三角形。花期全年。喜生于旷地、路旁、田园边。

　　以全草入药，性微辛、酸，性寒，小毒。归肺、大肠经。具有清热利湿、解毒止痒、通乳等功效，主治妇女产后少乳、乳痈、痢疾、泄泻、血尿、急性肾炎、小儿腹泻痢疾、湿疹、脚癣、疔疮肿毒、牙疳等症。

　　《岭南采药录》：煎水洗疥癞。《生草药性备要》：治浮游虚火，敷牙肉肿痛。《福建民间草药》：消痈解毒，利尿止痢。

🌿民间验方一：

【主治】妇女产后乳汁不足。

【组成】大乳汁草一两。

【用法】煲猪脚服食。

【宜忌】脾胃虚寒者忌用。

🌿民间验方二：

【主治】小儿腹泻痢疾。

【组成】大乳汁草六钱，车前草三钱。

【用法】水煎加白糖服。

【宜忌】脾胃虚寒者忌用。

🌿民间验方三：

【主治】急性肾炎。

【组成】大乳汁草一两。

【用法】水煎后加糖服。

【宜忌】脾胃虚寒者忌用。

乌脚枪

药物档案

乌脚枪：又名铁线蕨铁线草、乌脚枪、乌脚鲁箕、铁扫留、铁罩楼、黑骨芒、过坛龙、巴根草、蟋蟀草、少女发丝、水猪毛土等，拉丁学名：*Adiantum flabellulatum* L. Sp.，为铁线蕨科铁线蕨属植物扇叶铁线蕨。

多年生草本，植株高 15～40cm。具根茎，须根细韧。秆匍匐地面，长达 1m，向上直立部分高 10～30cm。叶鞘具膏，鞘口通常具柔毛；叶片线形，下部因节间缩短似对生，长 1～6cm，宽约 1～3mm。穗状花序长 1.5～5cm，3～6 枚呈指状簇生于茎顶，小穗灰绿色或带紫色，长 2～2.5mm；颖具一中脉以形成背脊，两侧膜质，长 1.5～2mm；外稃草质，与小穗同长，具三脉，脊上有毛；内稃约与外稃等长，具二脊，花药黄色或紫色，长 1～1.5mm。花期 5～10 月。喜生长于空旷处、溪边和田野间。

以全草入药，味苦，性寒。具有清热利尿、散瘀止血、舒筋活络等功效。用于红白痢疾、上呼吸道感染、肝炎、泌尿道感染、鼻衄、咯血、蛔虫、脚气水肿、风湿骨痛、跌打损伤、烫伤等症。

《滇南本草》：走经络，强筋骨，舒筋活络。半身不遂，手足痉挛，痰火痿软，筋骨酸痛，泡酒用之良效。捣敷久远臁疮，生肌；敷刀伤，跌打损伤，止血收口，能接筋骨。《分类草药性》：治产后中风，疗风疾，消肿毒气。

民间验方一：

【主治】红白痢疾。

【组成】乌脚枪、凤尾蕨各二两。

【用法】水煎服，如白多则加乌脚枪，红多则加凤尾蕨。

【宜忌】本品应以其根部如狗脊，披金色绒毛者为真品。

民间验方二：

【主治】蛔虫。

【组成】乌脚枪一两。

【用法】水煎服。

【宜忌】本品应以其根部如狗脊，披金色绒毛者为真品。

民间验方三：

【主治】烫伤。

【组成】乌脚枪叶适量。

【用法】晒干、研极细末，调麻油后涂患处。

【宜忌】本品应以其根部如狗脊，披金色绒毛者为真品。

民间验方四：

【主治】跌打损伤。

【组成】乌脚枪一两。

【用法】水煎服，药渣加酒敷患处。

【宜忌】本品应以其根部如狗脊，披金色绒毛者为真品。

青舍里

药物档案

青舍里：又名狗肝菜、猪肝菜、羊肝菜、青蛇仔、野青仔、麦穗红、小青、六角英、路边青、土羚羊、四籽马蓝、华九头狮子草等。拉丁学名：*Dicliptera chinensis* (L.) Juss.，为爵床科狗肝菜属植物狗肝菜。

一或二年生草本，高 30 ~ 80cm，直立或近根部扩散斜展，通常被微毛，有 4 线棱。叶对生；卵形，先端急尖至渐尖。疏散的花束或具柄的聚伞花序。蒴果被柔毛。种子坚硬，褐色，扁圆。花期 10 ~ 11 月。果期翌年 2 ~ 3 月。半阴生，喜生于村边园中、草丛中。

以全草入药，味甘、微苦，性寒。归心、肝、肺经。具有清热凉血、利尿解毒等功效。主治小便淋沥、便血、溺血、小儿痢疾、热病斑疹、肿毒疔疮等症。

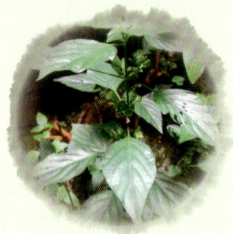

草药辨识图鉴

《岭南采药录》：散热，凡热气盛，肝火盛服之。《陆川本草》：凉血，散热，解毒，利尿。治疮疖肿痛，痢疾，小便不利。

民间验方一：

【主治】小便淋沥。

【组成】青舍里八两，蜂蜜适量。

【用法】捣烂冲开水服。

【宜忌】脾胃虚寒者慎服。

民间验方二：

【主治】溺血。

【组成】青舍里三两，马齿苋三两，水一斤二两。

【用法】水煎二小时，加食盐适量服用。

【宜忌】脾胃虚寒者慎服。

民间验方三：

【主治】小儿痢疾。

【组成】青舍里二两。

【用法】水煎，分三次服。

【宜忌】脾胃虚寒者慎服。

老鼠耳

药物档案

老鼠耳：又名马齿苋、马齿菜、马齿草、胖娃娃菜、五行菜、蚂蚱菜、酸菜、狮岳菜、蚂蚁菜、马蛇子菜、瓜米菜、五方草、长命菜、马耳菜等。拉丁学名：*Portulaca oleracea* L.，为马齿苋科马齿苋属植物马齿苋。

一年生草本，全株无毛。茎平卧或斜倚，伏地铺散，多分枝。圆柱形。叶互生，有时近对生，叶片扁平，肥厚，倒卵形，似马齿状，上面暗绿色，下面淡绿色或带暗红色，中脉微隆起。夏季在腋部开黄色花，花无梗，蒴果卵球形，长约5mm。花期5～8月，果期6～9月。喜生于田野路边及庭园等向阳处。

以全草入药，味酸、性寒。入肝、脾二经。具有清热利湿、凉血解毒等功效。主治细菌性痢疾、便秘、痔疮出血、急性胃肠炎、急性阑尾炎、乳腺炎、白带等症；外用治疗疮肿毒、湿疹、带状疱疹等。

草药辨识图鉴

《食疗本草》：明门。亦治瘑痢。《本草纲目》：散血消肿，利肠滑胎，解毒通淋，治产后虚汗。《生草药性备要》：治红痢症，清热毒，洗痔疮瘑疔。

民间验方一：

【主治】红白痢疾。

【组成】老鼠耳一两八钱。

【用法】水煎后加糖服。

【宜忌】脾胃虚寒者忌服。

民间验方二：

【主治】大便秘结。

【组成】老鼠耳二钱。

【用法】水煎后加糖服。

【宜忌】脾胃虚寒者忌服。

客家习用

马齿苋为药食两用植物，肥厚多汁，常生于客家田野路边及庭园废墟等向阳处。全草有清热利湿、凉血解毒等功效；种子可明目。夏秋季节，客家百姓采拔茎叶茂盛、幼嫩多汁者，除去根部，洗后烫软，将汁轻轻挤出，拌入食盐、米醋、酱油、生姜、大蒜、麻油等佐料和调味品，做凉菜吃，味道鲜美，滑润可口。取鲜嫩部分制作上汤马齿苋，可用蒜蓉炒，可用鸡蛋炒，可制作汤羹菜，可煲粥，亦可晒干后用于做汤菜、蒸肉等，也可烙饼，做馅蒸食。

马齿苋也是肠道的良好清洁剂，是各种肠道病的首选良药。一般人群均可食用，尤适宜肠胃道感染者。皮肤粗糙干燥、维生素 A 缺乏者或夜盲症者也适用。

一包针

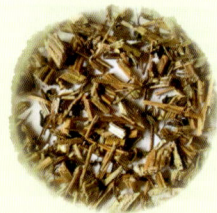

药物档案

一包针：又名老蟹夹、鬼针草、三叶鬼针草、金盏银盘、粘人草、粘身草、刺针草、鬼钗草、鬼黄花、婆婆针等。拉丁学名：*Bidens bipinnata* L.，为菊科针刺草属植物三叶鬼针草。

一年生草本，生于路边、荒野或住宅旁。高 40 ～ 85cm。茎直立，下部略带淡紫色，四棱形，无毛，或于上部的分枝上略具细毛。中、下部叶对生。头状花序直径约 6 ～ 10mm，有梗，总苞杯状，苞片线状椭圆形。花期 8 ～ 9 月。果期 9 ～ 11 月。

以全草入药，味苦，性微寒。归肝、肺、大肠经。具有清热解毒、祛风除湿、活血消肿等功效。主治感冒发烧、头痛、咽喉肿痛、泄泻、肺炎、痔疮、高血压等症。

《闽东本草》：治肠痛，淋浊，疟疾，黄疸，小便不利，跌打损伤。《福建民间草药》：散瘀活血，消痛解毒。《本草纲目》：涂蝎蜇伤。

🌿民间验方一：

【主治】感冒发热、头痛。

【组成】一包针一两半。

【用法】水煎服。

【宜忌】孕妇忌服。

🌿民间验方二：

【主治】肺炎。

【组成】一包针六钱、蛇舌草六钱。

【用法】水煎服。

【宜忌】孕妇忌服。

🌿民间验方三：

【主治】成人痔疮。

【用法】水煎外洗。

【组成】一包针适量。

【宜忌】孕妇忌用。

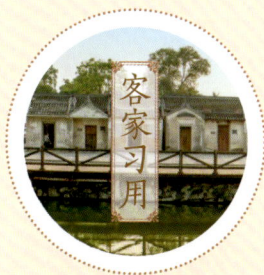

客家习用

一包针秋天会结出一种黑色的长长的像小棒子一样的种子，种子前端长着分开的粘刺，只要是穿着棉裤让它粘上，就会粘得很紧，要一根一根地才能把它扯下来，所以客家人也称其为鬼针，就是难缠。这种草药原来没有得到人们的重视，但它却是一种非常全面的血液药，它还可以用治白血病、高脂血、败血症、血稠等。被很多高血压病人称做"最安全最平稳的降压药"。客家老人常用鬼针草泡水喝，这种药茶纯天然，比降压药安全得多。许多客家老人直到九十多岁还保持血压正常，或与喝此茶不无关系。

牛乳树

药物档案

牛乳树：又名牛奶树、石榕树、狗麻乳树、细叶牛乳树、牛难仔、小牛栋、牛奶仔、牛奶柴、水榕、铁牛入石、骨风木、小牛栋、猫奶仔等。拉丁学名：*Ficus hispida* L.f.，为山榄科铁线子属植物牛乳树。

多年生常绿灌木或小乔木，高3～5m，具乳汁。幼枝被刚毛，中空。叶革质，常对生；卵形、倒卵形或长圆形，基部圆形或阔楔形，先端短尖或具短尾尖。秋季开小白花，花后结卵形小瘦果。喜生于深山、溪畔等地。

以全草入药。味甘、微苦，性凉，具有清热利湿、消积化痰等功效，治感冒发热、结膜炎、支气管炎、慢性肾炎、消化不良、湿热腹泻、痢疾、乳汁不下、白浊、跌打肿痛、风湿痹痛等症。

草药辨识图鉴

《岭南采药录》：治腋疮，捣其子及叶敷之。《常用中草药手册》：治斑疹发热。《本草纲目》：清热，滋阴降火，健脾开胃，溢气生津，祛湿化滞，清肝润肺。《江西民间草药验方》：祛风、去湿、解毒、疗疟、通乳汁。《福建中草药》：活血行气、舒筋通络。

🌱民间验方一：

【主治】湿热腹泻。

【组成】牛乳树八钱。

【用法】水煎服。

【宜忌】尚不明确。

🌱民间验方二：

【主治】白浊。

【组成】牛乳树一两五钱。

【用法】水煎服。

【宜忌】尚不明确。

🌱民间验方三：

【主治】慢性肾炎。

【组成】牛乳树八钱。

【用法】水煎服，每日一次。

【宜忌】尚不明确。

🌱民间验方四：

【主治】多发性深部脓疡。

【组成】牛乳树一两二钱、酒饭团根六钱。

【用法】水煎服。

【宜忌】尚不明确。

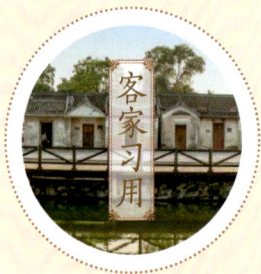

牛乳树有白花牛乳树和红花牛乳树之分，客家地区一般用白花牛乳树的根来煲汤。白花牛乳树的生长环境多为深山老林，其树根味道甘中带香。牛乳树根对劳倦乏力、黄疸、消化不良、疟疾、淋巴结核、乳腺炎、腰背酸痛、跌打损伤、月经不调、乳汁不通等均有一定的疗效。牛乳树属于药食同源的植物，被誉为南方北芪、煲汤皇后，客家民间以牛乳树根为原料的美味汤品很多，如牛乳树薏米猪脚汤（生食欲、舒筋骨、健脾胃、益气血）、牛乳树排骨汤（清热祛湿，清肝润肺）、牛乳树花生眉豆煲鸡脚汤（对气虚、食欲不振、贫血有功效）、牛乳树淮山瘦肉汤（健脾益气、滋阴养血）等，一般取100g牛乳树根用清水洗净，与已过沸水的猪骨（或鸡肉、鸭肉），一块放入一定量的清水，先煮滚，然后用慢火煲2小时左右，最后加适量盐即可。

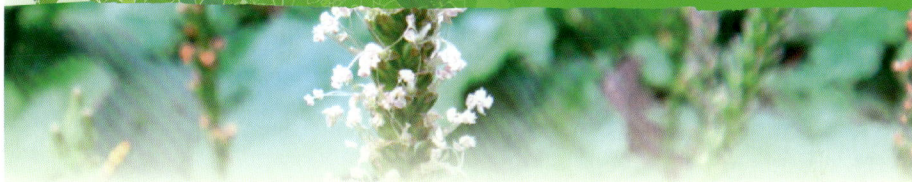

车前草

草药辨识图鉴

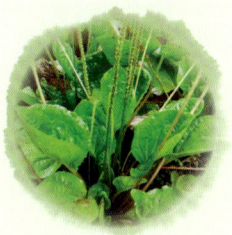

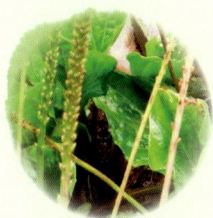

药物档案

车前草：又名平车前、车前、车前茶、牛舌等。拉丁学名：*Plantago asiatica* L.，为车前草科车前草属植物车前。

一年生草本，根茎短缩肥厚，密生须状根。叶全部根生，叶片平滑，广卵形，边缘波状，间有不明显钝齿，主脉五条，向叶背凸起，成肋状伸入叶柄，叶片常与叶柄等长。春夏秋株身中央抽生穗状花序，花小，花冠不显著。结椭圆形蒴果，顶端宿存花柱，熟时盖裂，撒出种子。不仅可药用，还可食用。喜生长在山野、路旁、花圃、河边等地。

以全草入药，味甘，性寒。归肝经、肾经、肺经、小肠经。具有清热利尿、明目祛痰等功效。主治小便不通、尿道炎、尿血、淋浊、带下、黄疸、水肿、泄泻、目赤肿痛、咳嗽等症。

《本草正》：生捣汁饮，治热痢，尤逐气癃，利水。《别录》：主金疮、止血，衄鼻，瘀血血瘕下血，小便赤。止烦，下气，除小虫。《生草药性备要》：治白浊。

民间验方一：

【主治】尿道炎。

【组成】车前草一两二钱，桃仁一钱。

【用法】水煎服。

【宜忌】孕妇忌服，肾虚寒者忌服。

民间验方二：

【主治】湿热腹泻。

【组成】车前草六钱（或车前草籽三钱），地锦六钱，叶下珠六钱。

【用法】水煎服。

【宜忌】孕妇忌服，肾虚寒者忌服。

客家习用

关于车前草客家民间一直流传着一个故事。相传汉代名将马武，一次带领军队去征服武陵的羌人，由于地形生疏打了败仗，被敌军围困在一个荒芜人烟的地方。时值六月。酷热无雨。由于缺食少水，将士和战马饥渴交加，大都肚子胀痛，尿血，随军郎中诊断为"尿血症"。但是没有清热利水的药，也束手无策，将士们个个焦急万分。一个名叫张勇的马夫偶然发现有三匹患尿血的马不治而愈，感到奇怪，他便细心观察马的活动，只见附近地面上一种牛耳形的野草被马吃光。他心想大概是马吃这种草治好了病，为证实这种草的效果，他就拔了一些，煎水一连服了几天，他感到身体舒服了，小便也正常了，于是报告马武。马将军大喜问："此草生何处？"张勇用手一指说："就在大车前面。"马武笑曰："此天助我也，好个车前草！"当即命令全军吃此草，服用后果然治愈了尿血症。车前草的名字就这样流传下来。

客家另有歌谣："曾问水泻有何方，炒焦车前子最良，细末一钱调米汤，只消七剂即安康。"

在客家祖地福建宁化，人们将艾叶、鱼腥草、小叶金钱、车前草、薄荷、田螺菜等各种青草药放入擂钵中捣烂成泥后，冲入煮沸的含有精猪肉、猪小肠、粉皮、粉干、花生米等食物的汤料，最后洒上芝麻、小葱等香料，制成宁化擂茶，真可谓秀色可餐、清香四溢，饥可餐、渴可饮，颇具特色。

田基黄

草药辨识图鉴

药物档案

田基黄：又名黄花一枝香、田唇黄、禾霞气、斑鸠窝、雀舌草、寸金草、田边菊、瘀子草等。拉丁学名：*Grangea maderaspatana* (L.) Poir.，为藤黄科金丝桃属植物地耳草。

一年生纤细小草本，高 10 ~ 30cm；茎常有四棱，无毛。叶对生，无柄，叶片卵形或卵状披针形，两面均无毛，叶背有稀疏的小黑点，有基出脉 5 条。花期几全年；聚伞花序生于小枝顶端，花瓣 5 片，倒卵状长椭圆形。蒴果椭圆形，长约 4mm。喜生于田埂上和原野、沟边较潮湿处。

以全草入药，味甘、微苦，性微寒。归肝、脾经。具有清热解毒、利湿退黄、消肿散瘀等功效。主治痢疾、湿热黄疸、泄泻、目赤肿痛、热毒疮肿、急慢性肝炎、早期肝硬化、肝区疼痛、肺脓肿、乳腺炎等症。

《生草药性备要》：敷疮，消肿毒。《本草纲目》：治蛇虺伤，捣汁饮，以滓围涂之。《中国药植图鉴》：煎服治风湿性神经痛，头晕。

民间验方一：

【主治】痢疾。

【组成】田基黄二两。

【用法】水煎和黄糖服。

【宜忌】孕妇慎用。

民间验方二：

【主治】湿热泄泻。

【组成】田基黄一两。

【用法】水煎服。

【宜忌】孕妇慎用。

民间验方三：

【主治】乳腺炎。

【组成】田基黄叶适量。

【用法】捣烂敷患处。

【宜忌】孕妇慎用。

民间验方四：

【主治】无名肿毒。

【组成】田基黄叶适量。

【用法】捣烂加酒敷患处。

【宜忌】孕妇慎用。

鸡迟枫

草药辨识图鉴

药物档案

鸡迟枫： 又名三白草、水茗、田边藕、塘边藕等。拉丁学名：*Saururus chinensis (Lour.) Baill.*，为三白草科三白草属植物三白草。

多年生草本，高 30 ~ 80cm；茎直立或下部伏地，无毛。叶纸质，卵形或披针状卵形，夏季开小白花，无花被，总状花序，顶生或腋生，与白色叶对面，花后结小球形蒴果，表面多疣状突起，喜生于塘边、田边、沟边或浅水中。

以地下茎或根入药，味甘、辛，性寒。具有清热利尿、解毒消肿等功效。主治尿路感染、血尿、肾炎水肿、脚气、妇女白带过多、腰腿酸疼等症，外用于疔疮痈肿、皮肤湿疹等。

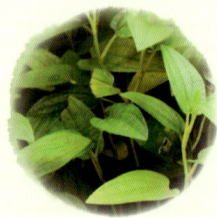

《本草纲目》：疗脚气，风毒胫肿，捣酒服。又煎汤洗癣疥。《分类草药性》：治妇人赤白带下。

民间验方一：

【主治】血尿。

【组成】鸡迟枫、刘寄奴、扁柏各六钱。

【用法】水煎服。

【宜忌】脾胃虚寒者忌服。

民间验方二：

【主治】尿道炎。

【组成】鸡迟枫一两五钱。

【用法】水煎加白糖服。

【宜忌】脾胃虚寒者忌服。

民间验方三：

【主治】热毒大疮。

【组成】鸡迟枫适量。

【用法】加黄糖捣烂外敷。

【宜忌】尚不明确。

民间验方四：

【主治】湿热腰痛。

【组成】鸡迟枫一两五钱。

【用法】水煎服。

【宜忌】脾胃虚寒者忌服。

虎舌红

药物档案

虎舌红：又名红毛走马胎、白毛毡、豺狗舌、红毛毡、红毛针、老虎脷、毛地红、蟾蜍皮、肉八爪等。拉丁学名：*Ardisia mamillata* Hance，为紫金牛科紫金牛属植物虎舌红。

多年生矮小灌木，具有匍匐的木质根茎，高 15～20cm，叶互生或簇生，幼时长满了暗红色的长柔毛，倒卵形至长圆状倒披针形，边缘有不明显的疏圆齿及藏于毛中的腺点，两面暗红色，密生锈色或紫色糙伏毛；伞形花序；浆果球形鲜红色。喜生于海拔 500～1200m 的山谷，海边荫湿的阔叶林下。

草药辨识图鉴

以全株及根入药，味苦、微辛，性凉。归肺、肝、肾、胆经。具有清热利湿、凉血止血等功效。主治虚劳咳嗽、肺病咯血、外伤吐血、痢疾、黄疸、风湿骨痛、月经过多、痛经、产后虚弱、心悸、小儿疳积、跌打肿痛、疮痈等症。

《常用中草药手册》：清热利湿，凉血止血。《民间常用草药汇编》：为镇痉药，能除风寒湿气，治顽痹和脚膝不仁。

民间验方一：

【主治】虚劳咳嗽。
【组成】虎舌红五钱、淫羊藿五钱。
【用法】水煎服。
【宜忌】孕妇忌服。

民间验方二：

【主治】产后虚弱、心悸。
【组成】虎舌红五钱、玉竹五钱。
【用法】炖肉服。
【宜忌】尚不明确。

鸡谷草

药物档案

鸡谷草：又名硬骨草、铺地黍、田基姜、风台草、竹蒿草头、马鞭节等。拉丁学名：*Panicum repens* L.，为禾本科黍属植物铺地黍。

多年生草本。根茎粗壮发达。秆直立，坚挺，高 50～100cm，多节。叶鞘光滑，边缘被纤毛；叶舌很小。圆锥花序开展，雄蕊 3，花药黑褐色，谷粒长圆形，长 2.2～2.5mm，平滑光亮，先端尖。花、果期 6～11月。喜生于溪边以及潮湿之地。

以全草入药，味甘、微苦，性平。具有清热平肝、通淋利湿等功效。主治肾盂炎、淋浊、白带、高血压等症。

《福建中医药》：治高血压。

民间验方一：

【主治】肾盂肾炎。

【组成】鸡谷草二两、白花蛇舌草一两、田刀柄（葫芦茶）
五钱、金樱子根一两。

【用法】水煎服。

【宜忌】尚不明确。

民间验方二：

【主治】急性肾盂肾炎。

【组成】鸡谷草一两、田刀柄二钱、千里马一两。

【用法】水煎服，连服三剂。

【宜忌】尚不明确。

民间验方三：

【主治】高血压。

【组成】鸡谷草一两。

【用法】水炖服，每日一剂，连服数周。

【宜忌】尚不明确。

田蜈蚣

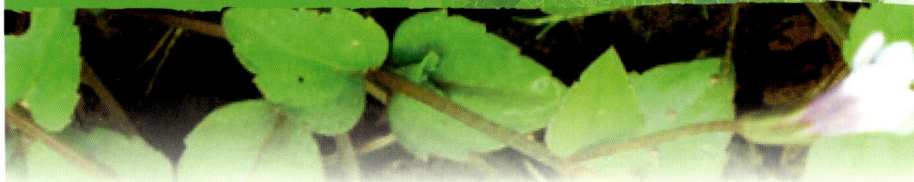

药物档案

田蜈蚣：又名双须蜈蚣、水辣椒、鸭嘴癀、定经草、蓝花草、长蒴母草、长果母草、田兵榔、盐水蜈蚣、蛇针草、白花金雀、两须草、孩儿草、胶锥饭、秤槌草等。拉丁学名：*Lindernia anagallis* (Burm. F.) Pennell，为玄参科母草属植物长蒴母草。

一年生柔弱草本，无毛。茎四方形，通常分枝，下部匍匐，长可达30cm。花单生叶腋，花冠白色或淡紫色。蒴果披针状渐尖，种子有瘤突。花期7～10月。喜生于田边或路旁。

以全草入药，味微苦，性凉。具有清热消肿、利水通淋等功效，主治小儿腹泻、小儿惊风、风热目痛、痈疽肿毒、白带、淋证、痢疾等症。

民间验方一：

【主治】小儿腹泻。

【组成】田蜈蚣二两。

【用法】水煎服，每日一剂。

【宜忌】限小儿服用。

民间验方二：

【主治】痢疾。

【组成】田蜈蚣六钱。

【用法】水煎加糖服。

【宜忌】体质虚寒慎用，孕妇忌用。

民间验方三：

【主治】小儿惊风。

【组成】田蜈蚣三钱。

【用法】加白糖炖服。

【宜忌】限小儿服用。

土牛膝

药物档案

土牛膝：又名倒扣草、倒钩草、倒梗草等。拉丁学名：*Achyranthes aspera* L.，为苋科牛膝属植物土牛膝。

一年或二年生草本，高 0.2~1m；茎具 4 棱，分枝，有柔毛。叶倒卵形或长椭圆形，顶端锐尖或稍钝，两面有柔毛。穗状花序顶生，总花梗有柔毛，花后伸长，花向下折而和它贴近；苞片顶端尖。胞果卵形。喜生于山坡疏林下。

以根入药，味微苦，性凉。归肝、肾经。具有活血散瘀、祛湿利尿、清热解毒等功效，主治肝硬化、淋病、尿血、妇女经闭、癥瘕、风湿关节痛、脚气、水肿、痢疾、疟疾、白喉、跌打损伤等症。

草药辨识图鉴

《本草图经》：治妇人血块。《福建民间草药》：散瘀血，强足膝，引药下行。《江西草药》：治竹木刺伤，毒蜂咬伤等症；并可引产。

🌿 民间验方一：

【主治】肝硬化水肿。

【组成】土牛膝根八钱。

【用法】水煎，饭前服，一日两次。

【宜忌】孕妇忌服。

🌿 民间验方二：

【主治】血淋、小便不利。

【组成】土牛膝根、叶各五钱。

【用法】酒煎服。

【宜忌】孕妇忌服。

红帽顶

药物档案

红帽顶：又名红背山麻杆、红背叶、红背娘、红丹里、红白膜、红罗裙、红苦梅等。拉丁学名：*Alchornea trewioides* (Benth.) Muell. Arg.，为大戟科山麻杆属植物红背山麻杆。

多年生落叶灌木。幼枝被灰色微柔毛。叶卵形，长 8～15cm，先端骤尖或渐尖，基部近平截或浅心形，具 4 个斑状腺体，下面淡红色，沿脉被微柔毛，基脉 3 出，小托叶 2，披针形；叶柄长 7～12cm，托叶钻状。雌雄异株。雄花序穗状，长 7～15cm，具微柔毛；苞片三角形，雄花 3～15 朵簇生苞腋。雄花花梗长约 2mm，无毛；萼片 4；雄蕊 7～8。雌花序顶生，总状，长 5～6cm，被微柔毛，苞片窄三角形，基部具 2 腺体。雌花萼片 5～6，披针形，其中 1 枚基部具 1 个腺体；

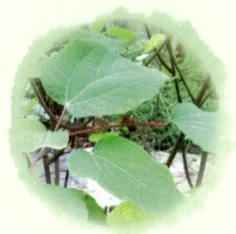

花柱 3，长 1.2 ~ 1.5cm，基部合生部分长不及 1mm。蒴果近球形，径约 1cm，被微柔毛。种子具瘤体。花期 3 ~ 5 月，果期 6 ~ 8 月。喜生于山坡、荒地的灌丛中。

以根、叶入药，味甘，性凉。归膀胱、大肠、肺经。具有清热利湿、凉血解毒等功效。主治尿路结石、小便不利、血尿、痢疾、热淋、崩漏、带下、腰腿酸疼、湿疹、褥疮等症。

《常用中草药手册》：治腰腿痛。

民间验方一：

【主治】尿路结石。

【组成】红帽顶六钱。

【用法】水煎后加白糖服。

【宜忌】忌吃辣、酸食物。

民间验方二：

【主治】褥疮。

【组成】红帽顶一两、毛果算盘子一两。

【用法】晒干研末，清洁创面后外敷。

【宜忌】忌吃辣、酸食物。

大叶虱麻头

药物档案

大叶虱麻头：又名红花虱母头、鸭蹄草、八卦拦路虎、八卦葫芦草、红花虱母头、红花虱母头、地桃花、大叶地桃花、红花痴头芒、梵天花、野棉花、八卦拦路虎等。拉丁学名：*Urena lobata* L.，为锦葵科梵天花属植物地桃花。

多年生直立半灌木，高达 1m。叶互生，下部的近圆形，中部的卵形，上部生的矩圆形至披针形。花单生叶腋或稍丛生，淡红色。果扁球形，花期 5 ~ 12 月。果期 6 月至次年 1 月。喜生于干热旷地、草坡。茎皮纤维可代麻。

以根或全草入药。味淡、微苦，性平。入肺、脾二经。具有祛风利湿、清热解毒等功效。主治泌尿系统结石、乳腺炎、风湿性关节炎、感冒发热、痢疾、水肿、淋病、白带、痈肿、外伤出血等症。

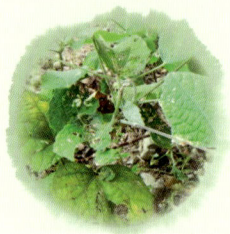

草药辨识图鉴

《福建民间草药》：逐痹祛风，活血解热。《生草药性备要》：治跌打，根煲酒饮。

民间验方一：

【主治】泌尿系统结石。

【组成】大叶虱麻头全草四两。

【用法】焙水加糖或焙猪骨服，体虚者加黄芪、党参各五钱。

【宜忌】虚寒者忌服。

民间验方二：

【主治】风湿性关节炎。

【组成】大叶虱麻头鲜根一两半、米酒一两。

【用法】煲猪脚（炖三小时）服食。

【宜忌】虚寒者忌服。

民间验方三：

【主治】乳腺炎（乳痈）。

【组成】大叶虱麻头叶、苦楝树叶、葫芦茶各适量。

【用法】上药与黄糖共捣绵外敷患处（敷药前用葫芦茶、甘草各适量煎水洗后敷药）。另内服：猫菜里（一点红）、生地、银花各适量焙水服。

【宜忌】虚寒者忌服。

民间验方四：

【主治】疮痈。

【组成】大叶虱麻头根适量。

【用法】捣烂外敷。

【宜忌】尚不明确。

鸭跖草

药物档案

鸭跖草： 又名蓝花水竹草、碧竹子、翠蝴蝶、竹节菜、鸭鹊草、耳环草、蓝花菜、三角菜、三荚菜、桂竹草、蓝花水竹草等。拉丁学名：*Commelina communis*，为鸭跖草科鸭跖草属植物鸭跖草。

一年生披散草本。茎匍匐生根，多分枝，长达 1m，下部无毛，上部被短毛。叶披针形或卵状披针形，长 3 ~ 9cm，宽 1.5 ~ 2cm。蒴果椭圆形，长 5 ~ 7mm，2 室，2 月裂，种子 4。种子长 2 ~ 3mm，棕黄色，一端平截，腹面平，有不规则窝孔。喜生于湿地环境。

以全草入药，味甘、微苦，性寒。具有清热解毒、利尿消肿等功效，主治小便刺痛、小便不利、水肿、脚气、丹毒、腮腺炎、黄疸肝炎、热痢、疟疾、咽喉肿痛等症。

《本草纲目拾遗》：主寒热瘴疟，痰饮，丁肿，肉症涩滞，小儿丹毒，发热狂痫，大腹痞满，身面气肿，热痢，蛇犬咬，痈疽等毒。《常用中草药手册》：治心脏性水肿，脚气水肿，肾炎水肿，尿路感染及结石。

民间验方一：

【主治】小便刺痛。

【组成】鸭跖草枝端嫩叶四两。

【用法】捣烂，加开水一杯，绞汁调蜜内服，每日三次。

【宜忌】体质虚弱者，药量酌减。

民间验方二：

【主治】小便不通。

【组成】鸭跖草一两、车前草一两。

【用法】捣汁，加入蜂蜜少许，空腹服用。

【宜忌】体质虚弱者，药量酌减。

民间验方三：

【主治】水肿、腹水。

【组成】鸭跖草二两。

【用法】水煎服，连服数日。

【宜忌】体质虚弱者，药量酌减。

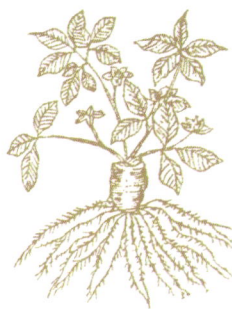

第四章

祛痰止咳类

客家

中草药及验方

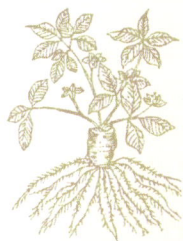

老蟹目

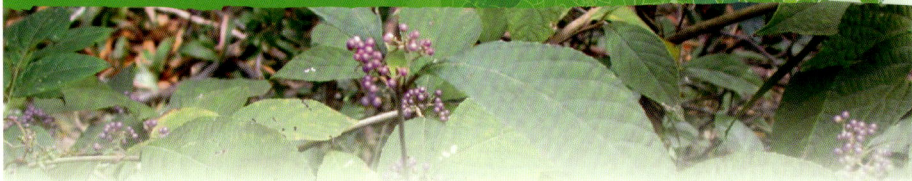

药物档案

老蟹目：又名老蟹眼、紫珠草、广东紫珠、鸦鹊饭、止血草、杜虹花、紫珠叶等。拉丁学名：*Callicarpa kwangtungensis*，为马鞭草科紫珠属植物广东紫珠。

多年生灌木至小乔木，高可达 3m。小枝被灰白色粗糠状毛及长茸毛。叶对生，叶片长椭圆形或椭圆状披针形。夏、秋叶腋开紫色小花，多花集成多歧聚伞花序。果小，粟粒状球形，径约 2mm，熟时紫红色，形似老蟹目。喜生于山地疏林或溪边、山边。

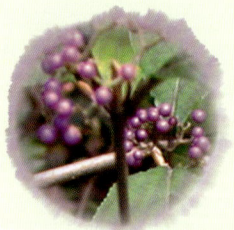

以根和叶入药，味辛、苦，性平。归肝、脾、胃经。具有理肺止咳、止血活血、消炎解毒等功效，主治咳嗽咯痰、吐血、咯血、衄血、便血、崩漏、创伤出血、痈疽肿毒、喉痹等症。

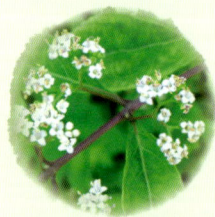

《本草纲目拾遗》：解诸毒物，痈疽，喉痹，毒肿，下瘘，蛇虺虫螫，狂犬毒，并煮汁服；亦煮汁洗疮肿，除血长肤。《福建民间草药》：活瘀，止血，消炎，解郁。

🌿 民间验方一：

【主治】虚劳久咳痰多。

【组成】老蟹目根二两。

【用法】煲瘦肉服食。

【宜忌】尚不明确。

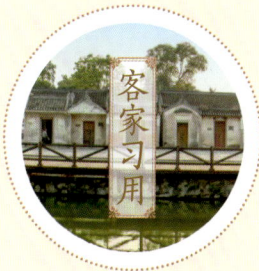

🌿 民间验方二：

【主治】内伤出血。

【组成】老蟹目根二两。

【用法】水煎服。

【宜忌】尚不明确。

🌿 民间验方三：

【主治】吐血。

【组成】老蟹目根二两。

【用法】捣烂取汁半杯调蜜服。

【宜忌】尚不明确。

🌿 民间验方四：

【主治】外伤出血。

【组成】老蟹目根适量。

【用法】研磨外敷。

【宜忌】尚不明确。

客家习用

老蟹目具有较好的消炎解毒效果，客家民间以老蟹目的根茎煲汤，对癌症病人进行辅助治疗，病人病情有望稳定下来。对更严重癌症患者，则同时饮用老蟹目根汤、木瓜叶汤、刺果番荔枝叶汤，对病人病情康复效果更佳。

山柑柢

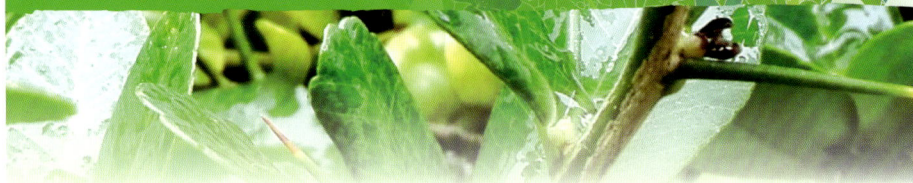

药物档案

山柑柢：又名东风橘、野柑柢、酒饼簕、狗骨簕、山橘簕、蚝壳刺、铜将军、蚌壳刺等。拉丁学名：*Atalantia buxifolia* (Poir.) Oliv. ex Benth.，为芸香科酒饼簕属植物东风橘。

多年生常绿有刺灌木，高约 2m。分枝多，刺多，劲直。叶硬革质，有柑橘叶香气，叶面暗绿，叶背线绿色，卵形或椭圆形，侧脉多，叶缘有弧形边脉；叶柄粗壮。花多朵簇生，稀单朵腋生，几无花梗；果圆球形，径 8 ~ 12mm，果皮平滑，有稍凸起油点，有种子 1 或 2 粒。花期 5 ~ 12 月，果期 9 ~ 12 月。喜生于山坡或山脚灌木丛中。

以根和叶入药，味辛、苦，性微温。具有祛风解表、化痰止咳、理气止痛等功效。用于胃痛、风热感冒、头痛、咳嗽、支气管炎、疟疾、风湿性关节炎、腰腿疼痛、骨节疼痛等症。

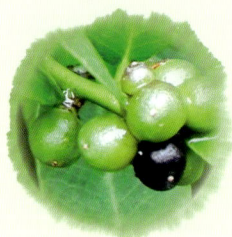

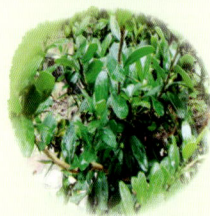

《岭南采药录》：理跌打肿痛。又能止痛，去风痰，瘫痪用之有效。苏劳伤，理咳嗽，除小肠气痛。《陆川本草》：驳骨消肿，止痛祛瘀。治跌打骨折，风湿骨痛。

📖 民间验方一：

【主治】胃痛。

【组成】山柑祇根五钱。

【用法】水煎服。

【宜忌】尚不明确。

📖 民间验方二：

【主治】风热感冒、咳嗽。

【组成】山柑祇根三钱，肥珠祇树（油罗树）根三两。

【用法】水煎服。

【宜忌】尚不明确。

📖 民间验方三：

【主治】骨节疼痛。

【组成】山柑祇根七钱，老桑枝一两八钱。

【用法】水煎服。

【宜忌】尚不明确。

山枇杷

药物档案

山枇杷: 又名五指毛桃、五爪龙、五爪桃、牛奶木、土黄芪、土五加皮、火龙叶、九龙根、粗叶榕等。拉丁学名: *Ficus simplicissima* Lour. [*F. hirta* Vahl var. *palmatiloba* (Merr.) Chun]，为桑科榕属植物粗叶榕。

灌木或小乔木植物，高2～3m。全株披毛，叶多型，长椭圆披针形至卵圆形，表面初时有毛，背面披黄褐色柔毛或有时密披柔毛，先端急尖或渐尖，基部心形、圆形或宽楔形，具3～5深裂或不裂，边缘披疏锯齿或全缘，叶脉基出3～5条，侧脉4～7对。夏季开小花，隐头花序，花序球形或椭圆状球形，成对单生或腋生或簇生于已落叶枝条上，花黄绿色。果为瘦果，近球形，形似枇杷，表面有小瘤状凸体，花柱细长，侧生于一侧微凹处，柱头柱状。喜生于山谷、水沟两岸。

以根部入药，味甘、性平，具有健脾化湿、行气化痰、舒筋活络等功效。用于肺结核咳嗽、慢性支气管炎、苦伤久咳、风湿性关节炎、腰腿疼、脾虚浮肿、病后盗汗、白带过多、荨麻疹等症。

　　始见于清代何克谏《生草药性备药》。《中华人民共和国药典》(第一部)以"五爪龙"收录。

民间验方一：

【主治】劳伤久咳。

【组成】山枇杷二两。

【用法】水煎服。

【宜忌】用药期间不食辛辣食物。

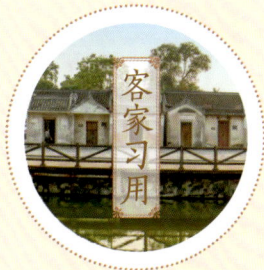

民间验方二：

【主治】妇女湿热带下。

【组成】山枇杷二两。

【用法】煲猪肉服食。

【宜忌】不与辛辣食物同食。

民间验方三：

【主治】风湿性关节炎、荨麻疹。

【组成】山枇杷六两、黑豆六钱、客家娘酒适量。

【用法】浸泡两小时，饮酒，每天三次，每次一两半至二两。

【宜忌】用药期间不食辛辣食物。

客家习用

　　客家人自古以来就有采挖山枇杷根来煲鸡、猪骨、猪脚等汤作为保健汤饮用的习惯。用山枇杷煲鸡、煲猪骨其汤味道鲜美、气味芬芳、营养丰富，具有祛暑化湿等保健作用。特别是对支气管炎、气虚、食欲不振、胃痛、慢性胃炎、产后少乳及贫血等症具有较好的效果。

盐霜柏

药物档案

盐霜柏：又名盐公柏、盐肤木、盐酸柏、五倍子树、山梧桐、黄瓤树、欺树、老公担盐等。拉丁学名：*Rhus chinensis* Mill.，为漆树科盐肤木属植物盐肤木。

多年生落叶小乔木。高 1 ~ 5m，茎直立分枝，全株被锈色柔毛，羽状复叶，卵形或椭圆状卵形或长圆形，长 6 ~ 12cm，宽 3 ~ 7cm，先端急尖，基部圆形，顶生小叶基部楔形，边缘具粗锯齿或圆齿，叶面暗绿色，叶背粉绿色，叶面沿中脉疏被柔毛或近无毛。秋季开白花，冬初叶上有圆形或菱角形囊状物寄生，即五倍子。喜生于海拔 200 ~ 2700m 的深山沟、向阳山坡、溪边疏林、灌木丛等地。

以根、叶、皮、果等入药，味酸、咸，性凉。具有止血收敛、止咳祛痰等功效，根治感冒发热、支气管炎、咳嗽咯血、肠炎、痢疾、痔疮出血；根、叶外用治跌打损伤、

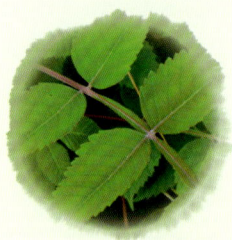

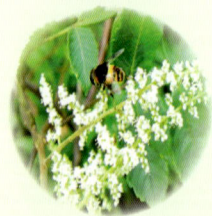

毒蛇咬伤、漆疮、小孩盗汗等症，果与其他药物配伍用于扁桃体炎。

《本草纲目》：盐麸子根，能软鸡骨……用此根煎醋啜至三碗，便吐出也。

民间验方一：

【主治】扁桃体炎。

【组成】盐霜柏果（五倍子）
　　　　一两、鹅不食草一两。

【用法】研磨吹喉，内服少量。

【宜忌】外感风寒，或肺有实
　　　　热之咳嗽及积滞未清
　　　　之泻痢忌服。

民间验方二：

【主治】咳嗽咯血。

【组成】盐霜柏根一两。

【用法】水煎服。

【宜忌】外感风寒，或肺有实
　　　　热之咳嗽及积滞未清
　　　　之泻痢忌服。

民间验方三：

【主治】感冒发热。

【组成】盐霜柏根一两。

【用法】水煎服。

【宜忌】外感风寒，或肺有实热
　　　　之咳嗽及积滞未清之泻
　　　　痢忌服。

民间验方四：

【主治】小孩盗汗。

【组成】盐霜柏叶适量。

【用法】水煎洗身。

【宜忌】外感风寒，或肺有实
　　　　热之咳嗽及积滞未清
　　　　之泻痢忌服。

民间验方五：

【主治】毒蛇咬伤。

【组成】盐霜柏茎皮、全草、根各适量。

【用法】茎皮扎伤口上方，全草水煎外洗伤口附近，根水煎服。

【宜忌】尚不明确。

艾

药物档案

艾：又名五月艾、艾叶、家艾、祈艾、艾蒿、艾蒿、灸草、蕲艾等。拉丁学名：*Artemisia argyi* H. Lév. & Vaniot，为菊科蒿属植物艾。

多年生草本，高 45 ～ 120cm。茎直立，圆形，质硬，基部木质化，被灰白色软毛，从中部以上分枝。单叶，互生；茎下部的叶在开花时即枯萎；中部叶具短柄，叶片卵状椭圆形，羽状深裂，边缘具粗锯齿，上面暗绿色，稀被白色软毛，并密布腺点，下面灰绿色，密被灰白色绒毛；近茎顶端的叶无柄。花序总状，顶生，由多数头状花序集合而成；花后结瘦果，长圆形。花期 7 ～ 10 月。喜生于路旁、草地、荒野等处。

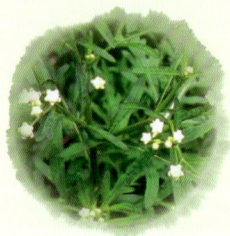

草药辨识图鉴

以全草入药。味苦、辛，温性。入脾、肝、肾经。具有温肺散寒、调经散寒、理气血等功效。主治产后头痛、少腹冷痛、经寒不调、宫冷不孕、虚寒咳嗽、吐血、衄血、崩漏经多、妊娠下血、孕妇胎动不安等症。外治皮肤瘙痒。

《履巉岩本草》：治咽喉闭痛热壅，饮食有妨者，捣汁灌漱。《本草纲目》：温中，逐冷，除湿。《本草再新》：调经开郁，理气行血。

民间验方一：

【主治】产后头痛。

【组成】艾干根一两。

【用法】水煎取汁与客家娘酒鸡（制法详见《客家养生药膳》）炖服。

【宜忌】阴虚血热者慎用。

民间验方二：

【主治】虚寒咳嗽（痰多而白或清稀或多泡，遇寒加重者）。

【组成】陈艾绒八钱。

【用法】煮鸡蛋服食。

【宜忌】阴虚血热者慎用。

民间验方三：

【主治】月经色淡而多或兼腹痛。

【组成】陈艾梗三两。

【用法】炖鸡服食。

【宜忌】阴虚血热者慎用。

民间验方四：

【主治】孕妇胎动不安。

【组成】陈艾绒一两五钱。

【用法】炖鸡服食。

【宜忌】阴虚血热者慎用。

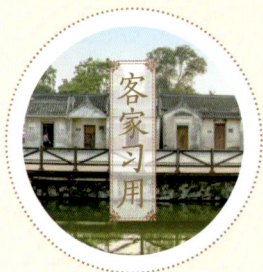

客家习用

客家亦有"家有三年艾，郎中不用来"之说。客家人都有"吃新"的习俗，"吃新"又首推"艾叶米果"。新年过后，每当艾草长出嫩叶，将鲜嫩艾叶摘下、洗净，放入锅里煮烂，焯水后，按1∶1的比例，配上精细的糯米粉，兑上适量的水，揉成青团。将腊肉切片、煎香，再与笋丝、蒜子爆炒，加入适量盐、味精，制成艾叶米果的馅。将青团揉成条状，切小段，捏成饼，包上馅，上锅蒸15分钟左右，即可出锅、食用。艾叶具有清热解毒、杀菌止痒的功效。用艾叶做的米果，清香扑鼻，味道甚佳，口感滑嫩而不腻，软中兼韧，是客家人最喜欢的特色小吃之一。

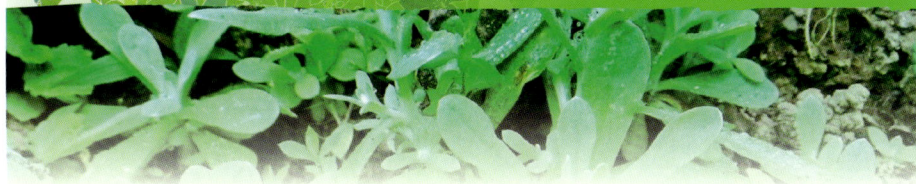

鼠麴草

草药辨识图鉴

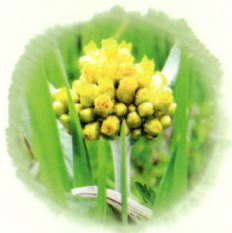

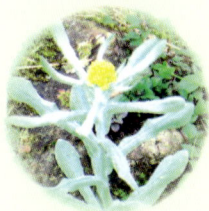

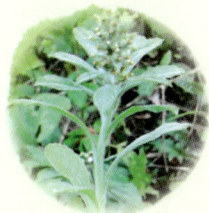

药 物 档 案

鼠麴草：又名白头翁、田艾、清明菜、佛耳草、土茵陈、黄花曲草、茸母、黄蒿、米曲、毛耳朵、水菊等。拉丁学名：*Gnaphalium affine* D. Don，为菊科鼠麴草属植物鼠麴草。

二年生草本，高 10～50cm。茎直立，簇生，不分枝或少有分枝，密生白色绵毛。叶互生，基部叶花期枯萎，两面有灰白色绵毛。头状花序多数，通常在顶端密集成伞房状，花黄色。瘦果矩圆形，冠毛黄白色。喜生田埂、荒地、路旁。

以全草入药，味甘，性平。入肺经。具有化痰止咳、祛风寒等功效。主治咳嗽痰多、气喘、感冒风寒、蚕豆病、白带、痈疡等症。

《名医别录》：主痹寒寒热，止咳。《药类法象》：治寒嗽及痰，除肺中寒，大升肺气。《本草正》：大温肺气，止寒嗽，散痰气，解风寒寒热，亦止泄泻。《本草纲目拾遗》：治囊风湿痒，煎汤洗；愈儿疳，梅毒，下疳，同甘草煎洗。

民间验方一：

【主治】咳嗽痰多。

【组成】鼠麴草五钱。

【用法】水煎后加冰糖服。

【宜忌】尚不明确。

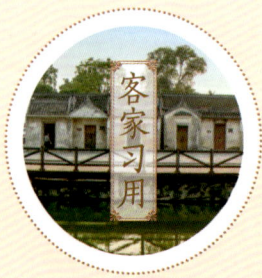

民间验方二：

【主治】风寒感冒。

【组成】鼠麴草五钱。

【用法】水煎服。

【宜忌】尚不明确。

民间验方三：

【主治】毒疔初起。

【组成】鼠麴草适量，冷饭粒及食盐少许。

【用法】合捣外敷。

【宜忌】尚不明确。

客家习用

只要是客家人，都有吃鼠曲粿（也称"清明粿"）的习俗。每年清明节前夕，客家百姓喜欢到郊野采集大量鼠麴草制作鼠曲粿。采集来的鼠麴草要捣烂，用手拣出杂质

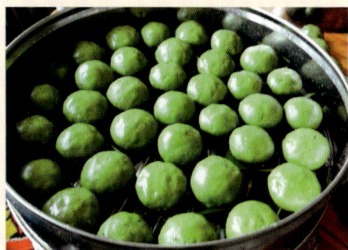

和每一根粗纤维，然后将纯净的草叶浆汁拌和米粉（糯米与籼米按一定的比例混合磨成的细粉，用布袋滤去过量的水分就可）作为粿皮料。馅料可用绿豆、花生、芝麻等，有做成甜的馅料，也有做成咸的，可根据人们的爱好而定。使用时将粿皮料包入馅料，放在特制的印模上印出花纹，入屉蒸上15分钟左右即可食用。

这种鼠曲粿呈绿色，是名副其实的绿色保健食品，食之有一股来自大自然的淡淡的、幽幽的清香。它避开了象征喜庆的红色，它包含的不单是绿色的野菜，而且包含着客家人对已故亲人的缅怀之情。时下，鼠麹草在"饮食回归自然"风尚中又重返人们餐桌，成为新时代人们的健康食品之一。

红丝线

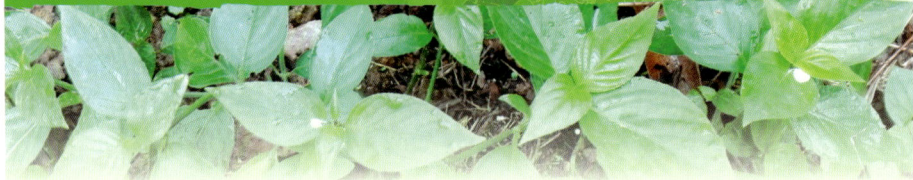

药物档案

红丝线：又名红蓝、山蓝、天生娘、菊草、枪刀药、红蓝叶等。拉丁学名：*Lycianthes biflora* (Loureiro) Bitter，为爵床科红丝线草属植物红丝线。

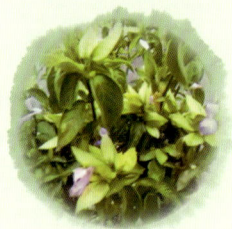

多年生草本植物。高达50cm，茎下部匍匐生根，中上部多分枝，节稍膨大，荚节状；嫩枝被柔毛。花序无柄，花冠淡紫色或白色，星形，种子多数，淡黄色，近卵形至近三角形，水平压扁。植物在煮过之后，能变成天然深红色，客家人每年清明节，用水煎之，取煎液(紫红色)煮糯米饭呈紫红色，有滋补功用。喜生于荒野阴湿地、林下、路旁、水边及山谷中。

以全草入药。味甘淡，性凉。具有清肺止咳、凉血止血、散瘀止痛等功效。用于痰火咳嗽、肺结核咯血、肺炎、糖尿病等症；外用治跌打损伤肿痛等。

草药辨识图鉴

《岭南采药录》：治痰火咳嗽，吐血。《常用中草药彩色图谱》：清肺热，止咳。

🌿 民间验方一：

【主治】痰火咳嗽，吐血。

【组成】鲜红丝线一两二钱，瘦肉三两。

【用法】煲瘦肉，服汤食肉。

【宜忌】孕妇忌服。

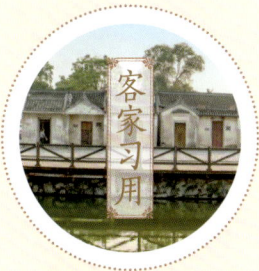

🌿 民间验方二：

【主治】肺结核咯血。

【组成】鲜红丝线三钱。

【用法】水煎服。

【宜忌】孕妇忌服。

🌿 民间验方三：

【主治】跌打肿痛。

【组成】鲜红丝线适量。

【用法】捣烂敷患处。

【宜忌】孕妇忌服。

客家习用

红丝线在客家地区应用较广，传统客家人常常在堂前屋后或田间地头种上一把红丝线，谁有咳嗽就折几枝煲猪肺汤喝，好的特别快。可以煲鸡、瘦肉、排骨、猪肉、猪肝汤等，饭前一碗汤，既保健又开胃。汤水色泽红艳，喜庆又美味。

大叶铁包金

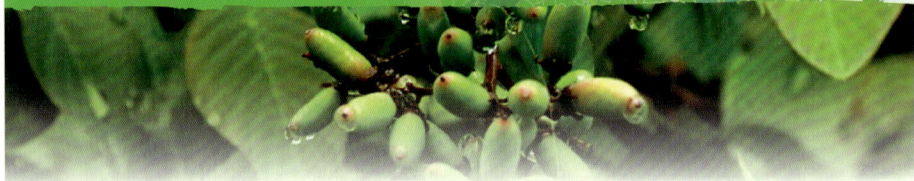

草药辨识图鉴

药物档案

大叶铁包金：又名小叶黄鳝藤、米拉藤、乌石米、狗脚利等。拉丁学名：*Berchemia lineata* (L.) DC.，为鼠李科勾儿茶属植物铁包金。

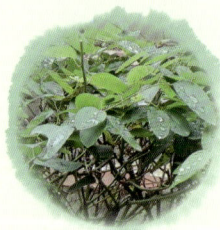

多年生藤状灌木，高 1 ~ 4m；小枝灰褐色，稍有短柔毛。叶互生，纸质，卵形或卵状椭圆形，先端圆钝，基部圆形，全缘；侧脉 5 ~ 7 对，两面无毛；叶柄长 1 ~ 2mm，有短柔毛。花 2 ~ 4 朵簇生于叶腋或枝顶端，白色，有短柔毛；花柄长 4mm；萼片和花瓣各 5，狭披针形或条形。核果卵形，成熟后黑色。喜生长于山地灌丛中、路旁或田边。

以根入药（根内黄外黑），具有止咳祛痰、散瘀等功效。用于肺痨久咳、咯血、吐血、跌打损伤、风湿疼痛、蛇咬伤、湿疹、蜂窝织炎、荨麻疹等症。

《常用中草药手册》：肺结核，肺燥咳嗽，内伤咯血，肝炎。《岭南草药志》：治青蛇咬伤。

🌿民间验方一：

【主治】湿疹。

【组成】铁包金叶、山乌臼叶各适量。

【用法】舂生米浆捣绵搽患处。

【宜忌】孕妇慎用。

🌿民间验方二：

【主治】蜂窝织炎。

【组成】铁包金叶适量。

【用法】与黄糖共捣烂外敷患处。

【宜忌】孕妇慎用。

🌿民间验方三：

【主治】肺痨久咳。

【组成】铁包金六钱、穿破石六钱、甘草三钱。

【用法】水煎服。

【宜忌】孕妇忌服。

石仙桃

药物档案

石仙桃：又名石橄榄、果上叶、石山莲、石莲等。拉丁学名：*Pholidota chinensis Lindl.*，为兰科石仙桃属植物石仙桃。

多年生草本，根状茎粗壮。假鳞茎矩圆形或卵状矩圆形，肉质，长4～5cm，顶生2枚叶。叶椭圆披针形或倒披针形，长10～18cm，宽3～6cm，渐尖，基部收狭成短柄。花葶从被鳞片包住的幼小假鳞茎顶伸出，总状花序直立或下垂；花苞片狭卵形，2列；花先于叶，白色或带黄色，萼片卵形，侧裂片直立，中裂片顶端钝，具小尖头，外弯；合蕊柱极短，顶端翅状。喜生于深山潮湿岩石上。

草药辨识图鉴

以全草或假鳞茎入药。味甘、微苦、性凉。归肺、肾经。具有养阴润肺、清热解毒、利湿消瘀等功效，主治肺结核、肺热咳嗽、咯血、吐血、眩晕、头痛、咽喉肿痛、风湿疼痛、痢疾、白带等症。

《岭南采药录》：治内伤吐血、哮喘、咳嗽、心气痛、风湿、赤白痢、风火牙痛。

民间验方一：

【主治】肺结核。

【组成】石仙桃一两、老蟹目根一两、石猪肝五钱、五指毛桃一两。

【用法】水煎白糖服。

【宜忌】适合肺咯血期。

民间验方二：

【主治】风热咳嗽。

【组成】石仙桃一两、毛披树根二两。

【用法】水煎服。

【宜忌】尚不明确。

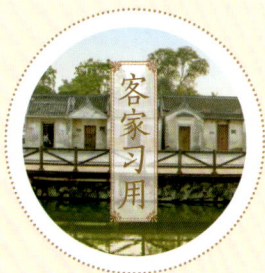

客家习用

客家民间亦称其为石橄榄，生长于深山林荫岩石壁上，特殊的生态环境令其有顽强的生命力，在客家地区山区里随处可见。每当深秋时节，客家百姓家家户户采来石仙桃煲汤喝，有清热、养阴、润肺之效。石仙桃的味道平和，百搭，因此与猪、鸭、鸡或者只是简单的龙骨瘦肉搭都很和谐，易被人接受，也十分美味。

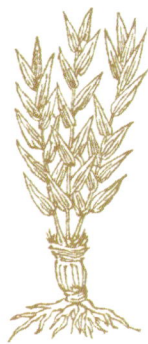

第五章

行气止痛类

客家

中草药及验方

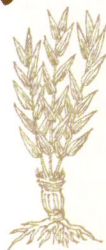

石猪肝

药物档案

石猪肝：又名观音莲座蕨、福建观音莲座、马蹄香等。拉丁学名：*Angiopteris fokiensis* Hieron，为莲座蕨科莲座蕨属植物福建观音莲座。

多年生大型陆生蕨。株高 1 ~ 2m，根状茎为肉质肥大直立的莲座状（曾为客家山区一种食粮的来源）。叶簇生，叶柄粗壮肉质，基部扩大成蚌壳状并相互覆叠成马蹄形，如莲座，故得名。叶柄长 50 ~ 70cm，干后褐色，基部有褐色狭披针形鳞片，腹面有浅纵沟，叶片阔卵形，长宽各约 80cm，2 回羽状，羽片 5 ~ 7 对，互生，二回小羽片披针形，35 ~ 40 对，对生或互生，叶脉单一或二叉，无倒行假脉。叶为草质，两面光滑。孢子囊群呈两列生于距叶缘 0.5 ~ 1mm 的叶脉上，孢子囊群由 8 ~ 10 个孢子囊组成。喜生于深山林下湿润之山谷。

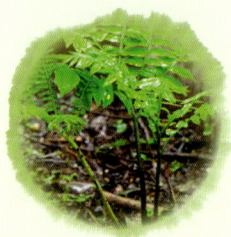

草药辨识图鉴

　　以根茎（擦去外皮用）入药，味淡、微甘，性凉。具有疏风祛瘀、行气止痛、清热凉血等功效。用于寒性胃痛、感冒发热、咳嗽等症。

民间验方一：

【主治】寒性胃痛。

【组成】石猪肝（干）二钱。

【用法】切碎油炒，加细茶开水冲服。

【宜忌】孕妇忌服。

民间验方二：

【主治】胃痛或一般腹痛。

【组成】石猪肝（干）二钱，细茶适量。

【用法】开水冲服。

【宜忌】孕妇忌服。

民间验方三：

【主治】感冒发热、咳嗽。

【组成】石猪肝（干）二钱。

【用法】水煎服。

【宜忌】孕妇忌服。

民间验方四：

【主治】肺热咳嗽。

【组成】石猪肝（干）二钱。

【用法】水煎加冰糖服。

【宜忌】孕妇忌服。

救必应

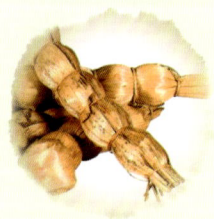

药物档案

救必应：又名铁冬青、红果冬青、白棉树、山熊胆、过山风、羊不食、七星香等。拉丁学名：*Ilex rotunda* Thunb.，为冬青科冬青属植物铁冬青的干燥树皮。

多年生常绿乔木或灌木，高 5 ~ 15m。叶互生，卵圆形至椭圆形，先端短尖，全缘，上面有光泽，侧脉 5 对，两面明显。夏季开白色花，排列成具梗的伞形花序；花单性，雌雄异株。果期 9 ~ 10 月，核果球形至椭圆形，长 4.5 ~ 6mm，熟时红色。喜生于山下疏林或沟、溪边。

以皮、叶入药。味苦，性寒。归肺、胃、大肠、肝经。具有行气止痛、疏风清热等功效。主治胃痛、感冒发热、暑湿发热、咽喉肿痛、湿热泻痢、风湿痹痛、湿疹、疮疖、跌打损伤、烫伤等症。

《岭南采药录》：清热毒。《南宁市药物志》：清凉解毒。治痧症，内热。熬膏可涂热疮。

民间验方一：

【主治】胃痛。

【组成】救必应树皮二两、黑老虎二两、白芨一两、两面针二两。

【用法】共研末，每日三次，每次三钱，开水冲服。

【宜忌】尚不明确。

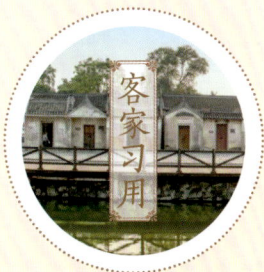

民间验方二：

【主治】感冒发热。

【组成】救必应树皮一两。

【用法】水煎服。

【宜忌】尚不明确。

民间验方三：

【主治】烫伤。

【组成】救必应叶适量。

【用法】捣烂，加水过滤，煮沸后冷却、外洗伤处。

【宜忌】尚不明确。

民间验方四：

【主治】湿疹。

【组成】救必应树皮或叶适量。

【用法】水煎外洗患处。

【宜忌】尚不明确。

客家习用

进入夏日，在客家街头小巷都可看到不少人购买竹壳茶。竹壳茶是客家地区特有的传统保健茶，在当地已流传近400年。因其用竹壳包扎成五个连珠葫芦状又名葫芦茶，内含鸭脚木叶、葫芦茶、鸡骨草、金银花、车前草、金不换、救必应等中草药。竹壳茶清热消暑，利湿消滞效果好，且廉价实用、甘甜不苦。逐渐远销香港、台湾及东南亚地区，并被海外侨胞称为"仙茶"。

五爪金鸡

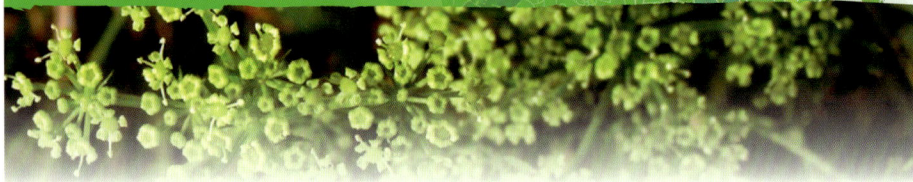

药物档案

五爪金鸡：又名隔山香、金鸡爪、香白芷、鸡爪参、香前胡、鸡爪前胡、柠檬香碱草、山竹香、九步香。拉丁学名：*Ostericum citriodorum* (Hance) Yuan et Shan，为伞形科当归属植物隔山香。

一年生直立草本，茎直立，圆形中空，分枝不多，高 0.7 ~ 1.5m。叶互生，为奇数羽状复叶，一般有小叶 3 ~ 5 片。夏秋开花，花小，黄色，顶生伞形花序。果椭圆形，扁平。根近纺锤形，外表黄色，断面粉质，多个如鸡爪。地下有 3 ~ 5 块萝卜样肉质块茎。喜生于山坡、路旁杂草丛中。

以根入药，味苦、辛，性微温，气香。具有行气止痛、疏风清热、解毒利湿等功效。主治肝炎、中耳炎、感冒、咳嗽、头痛、腹痛、痢疾、风湿痹痛、疝气、跌打伤肿、疮痛、毒蛇咬伤等症。

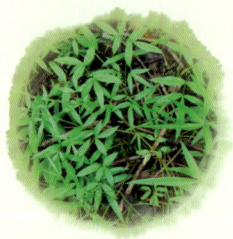

草药辨识图鉴

　　《常用中草药手册》：根，活血散瘀，行气止痛，止咳除痰。治心绞痛，胃痛，慢性咳嗽，毒蛇咬伤。《江西草药》：根：清热解毒，止咳止血。治白带。

🌿民间验方一：

【主治】急慢性肝炎。

【组成】五爪金鸡（干）三钱、红枣一钱二分，土茵陈（干）三钱、雷公头（干）六分、田基黄（干）三钱。

【用法】水煎服。

【宜忌】孕妇忌服。

🌿民间验方二：

【主治】中耳炎。

【组成】五爪金鸡适量。

【用法】浸酒滴耳。

【宜忌】尚不明确。

🌿民间验方三：

【主治】胃痛或劳伤、苦伤久咳。

【组成】五爪金鸡一两。

【用法】煲猪肉服食。

【宜忌】孕妇慎服。

🌿民间验方四：

【主治】风热感冒。

【组成】五爪金鸡一两。

【用法】水煎服。

【宜忌】孕妇慎服。

大叶龙胆草

药物档案

大叶龙胆草：又名大叶阿婆草、牛白藤、涂藤头、大叶鲫鱼胆草、甜茶等。拉丁学名：*Hedyotis hedyotidea* DC.。为茜草科耳草属植物牛白藤。

多年生藤状灌木，嫩枝方柱形，被粉末状柔毛，老时圆柱形。叶对生，膜质，长卵形或卵形，顶端短尖或短渐尖，基部楔形或钝，上面粗糙，下面被柔毛；侧脉每边 4～5 条，柔弱斜向上伸，在上面下陷；夏秋季开小白花，管形，裂片披针形，外面无毛，里面被疏长毛；雄蕊二型，内藏或伸出；花丝基部具须毛，花药线形，被毛。蒴果近球形，成熟时室间开裂为 2 果片，果片腹部直裂，顶部高出萼檐裂片；种子数粒，微小，具棱。喜生于山岗或灌木丛等环境。

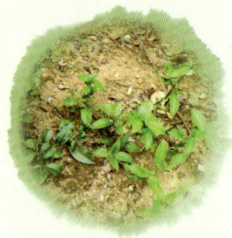

草药辨识图鉴

以根入药。味甘淡，性凉。归肺、肝、肾经。具有行气止痛等功效。主治中暑、感冒咳嗽、寒性或热性胃痛、胃肠炎、风湿性关节炎、跌打损伤、骨折、皮肤湿疹等症。

《常用中草药手册》：清热解暑，祛风除湿。

民间验方一：

【主治】热性胃痛。

【组成】大叶龙胆草一两二钱。

【用法】煲鸡服食。

【宜忌】孕妇忌服。

民间验方二：

【主治】寒性胃痛。

【组成】大叶龙胆草一两二钱。

【用法】切碎油炒后煲鸡或猪骨服食。

【宜忌】孕妇忌服。

民间验方三：

【主治】皮肤疮疖热毒、湿毒。

【组成】大叶龙胆草根（干）三钱、金银花（干）三钱、生地三钱。

【用法】水煎服，另用生地适量加黄糖捣烂外敷。

【宜忌】孕妇忌服。

白面风

药物档案

白面风：又名山白芷、羊耳菊、八面风、壮牛浪、蜡毛香、白面猫子骨、白牛胆、山白芷、羊耳风、猪耳风等。拉丁学名：*Inula cappa* (Buch.-Ham.) DC.，为菊科旋覆花属植物羊耳菊。

多年生半灌木，高 1 ~ 2m，多分枝。叶矩圆形或矩圆状披针形，基部圆形或近楔形，上面被疣状密伏毛，下面被白色厚茸毛。头状花序倒卵形，多数密集于茎和枝端成聚伞圆锥状。瘦果矩圆柱形。喜生于低山、丘陵草坡或林缘。

草药辨识图鉴

根及全草入药，有散寒解表、祛风消肿、行气止痛等功效，用于月经不调、白带过多、风寒感冒、大小月风、咳嗽、神经性头痛、胃痛、风湿腰腿痛、跌打肿痛、血吸虫病等症。

民间验方一：

【主治】白带过多。

【组成】白面风五钱、五指毛桃根一两、三加皮一两。

【用法】水煎服。

【宜忌】孕妇忌服。

民间验方二：

【主治】大小月风。

【组成】白面风一两二钱、山苍根一两二钱。

【用法】炖黄酒服。

【宜忌】尚不明确。

狗屎树

药物档案

狗屎树：又名狗屎木、青桐翠木、风筝子、青酮木、纸鹞高树、破布子、破布木等。拉丁学名：*Cordia dichotoma* Forst. f.，为紫草科破布木属植物破布木。

多年生乔木，高 3 ~ 8m；小枝有短毛。叶宽椭圆形、圆卵形或倒卵形，顶端微钝，边缘全缘或稍波状。聚伞花序生小枝顶端，两叉状稀疏分枝；两性花和雄花异株。核果近球形，直径约 1cm，黄色或带红色。喜生于山地或丘陵疏林中。

以根入药，微甘、辛，性平，归心、胃经。具有行气止痛等功效，主治风湿、坐骨神经痛、外伤出血等症。

民间验方一：

【主治】风湿。

【组成】狗屎树根五钱、半枫荷五钱、入骨丹（龙须藤）五钱、凤凰肠一两、血风根一两、吊风根（钩藤）五钱、白面风根一两。

【用法】共蒸熟浸黄酒三斤，一次服一两，日服一次。

【宜忌】孕妇忌服。

民间验方二：

【主治】坐骨神经痛或腰腿痛。

【组成】狗屎树根二两、母鸡一只。

【用法】煮药，面上蒸鸡，兑酒食鸡不食药水。

【宜忌】孕妇忌服。

民间验方三：

【主治】外伤出血。

【组成】狗屎树叶适量。

【用法】研末成粉备用，用时将药粉撒患处。

【宜忌】孕妇忌用。

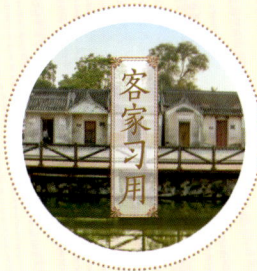

民间验方四：

【主治】铁器刺伤。

【组成】狗屎树嫩叶适量。

【用法】用口咀嚼绵后贴患处。

【宜忌】孕妇忌用。

客家习用

狗屎树种仁的含油率为46%，蛋白质含量为31%。糖类9.4%、纤维素3.6%、钙81mg、磷67mg、铁7.2mg、维生素A 550U，维生素B 20.29mg，是客家地区新发现的野生木本油料植物。果实用客家民间传统方法加工可制造成健康的小菜食品，具有开胃、健脾功效，是理想的佐餐保健食品，在客家地区广受欢迎。

三点金

药物档案

三点金：又名三脚虎、六月雪、三叶桃、三点桃、大号苍蝇翼、纱帽草、斑鸠窝云南、品字草、哱灵草等。拉丁学名：*Desmodium triflorum* (L.) DC.，为豆科山蚂蝗属植物三点金。

多年生草本，平卧。茎纤细，多分枝，长 10 ~ 45cm，有开展的柔毛。小叶 3，倒心形或倒卵形，长和宽为 3 ~ 10mm，先端截形或微缺，基部楔形，上面无毛，下面疏生平贴的柔毛。花 1 朵或 2 ~ 3 朵簇生于叶腋，花冠紫红色。荚果扁平，呈镰状弯曲。喜生于荒地草丛、灌木丛下或河边沙土上。

草药辨识图鉴

以全草入药。味苦、微辛，性温。具有行气止痛、温经散寒、解毒等功效。用于中暑腹痛、疝气痛、月经不调、痛经、关节痛、狂犬病等症。

民间验方：

【主治】关节痛。

【用法】加盐少许，捣烂外敷患处。

【组成】三点金适量。

【宜忌】尚不明确。

第六章

去积收涩类

客家

中草药及验方

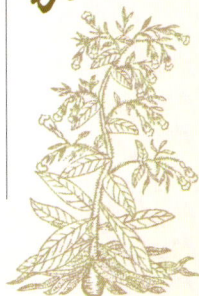

南颈葫

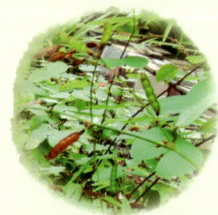

药物档案

南颈葫：又名葫芦茶、田刀柄、狗舌草、金剑草、金葫芦、咸鱼草、百劳舌、剃刀柄、鲮鲤舌等。拉丁学名：*Tadehagi triquetrum* (L.) Ohashi，为豆科葫芦茶属植物葫芦茶。

多年生灌木状草本，高 1m 左右，直立、分枝。枝四棱，棱上被粗毛，斜卧。单叶互生，卵状矩圆形至披针形。总状花序顶生或腋生，紫红色，花后结扁长形荚果，花期 7 月。果期 8 ～ 10 月。喜生于山坡、路旁。

以全草入药。味涩，性凉，如肺、肝、膀胱经。具有清热解毒、利湿消积等功效。治肠炎、痢疾、积滞肚痛、小儿疳积、黄疸、钩虫病、蛲虫病、妊娠呕吐、喉头炎、高血压等症。

草药辨识图鉴

《本草求原》：退黄疸。《闽东本草》：解肌达表，健脾开胃，润肺生津，强筋骨，除风湿。《岭南草药志》：消暑，清热，利尿。

民间验方一：

【主治】积滞肚痛。

【组成】南颈葫八钱，叶下珠八钱。

【用法】水煎服。

【宜忌】尚不明确。

民间验方二：

【主治】食滞。

【组成】南颈葫一两。

【用法】水煎服当茶饮。

【宜忌】尚不明确。

民间验方三：

【主治】喉头炎。

【组成】南颈葫一两二钱，
　　　　鸡骨草六钱。

【用法】水煎后加蜂蜜服。

【宜忌】尚不明确。

民间验方四：

【主治】蛲虫病。

【组成】南颈葫八钱。

【用法】水煎当茶饮。

【宜忌】尚不明确。

民间验方五：

【主治】高血压。

【组成】南颈葫一两二钱。

【用法】水煎当茶饮。

【宜忌】尚不明确。

疳积草

药物档案

疳积草：又名一朵云、矮脚子、干草、猴儿草、独脚金等。拉丁学名：*Striga asiatica* (L.) O. Kuntze，为玄参科独脚金属植物独脚金。

一年生直立草本，半寄生，全体被刚毛。茎高 10 ~ 20cm，少分枝。叶下部者对生，上部者互生。花单生叶腋或成顶生的疏穗状花序；花冠常黄色，亦有少量红色或白色，高脚碟状，长达 1 ~ 1.5cm。蒴果卵球形，室背开裂。花期7月，果期8 ~ 9月。喜生荒地、草地。

以全草入药，味甘、淡，性平，归肾经、脾经、肝经。具有平肝消疳、健脾消食、清热杀虫等功效，主治小儿疳积、小儿伤食、小儿肝火盛、疳积黄肿、夜盲、夏季热、腹泻、肝炎等症。

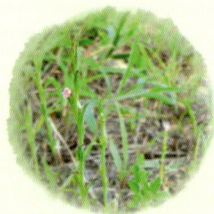

🌿民间验方一：

【主治】小儿疳积。

【组成】疳积草（干）二钱。

【用法】研末蒸猪肝服食。

【宜忌】尚不明确。

🌿民间验方二：

【主治】小儿肝火盛。

【组成】疳积草三钱。

【用法】研末蒸猪肝服食。

【宜忌】尚不明确。

🌿民间验方三：

【主治】食欲不振。

【组成】疳积草四钱。

【用法】煲猪瘦肉服食。

【宜忌】尚不明确。

客家习用

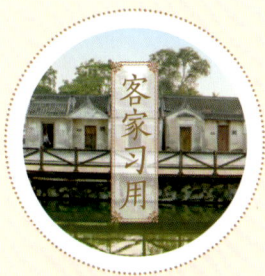

　　疳积草煲瘦肉等药膳具清肝热、消疳积、健脾胃、助消化的功效，是客家地区辅助治疗小儿疳积、脾虚肝热、夏季热等的民间验方。目前已逐渐传播至广东各地区。由于清香美味，药效好，野生疳积草越来越少，市面上疳积草按克定价，弥足珍贵。

鸡屎藤

药物档案

鸡屎藤: 又名鸡矢藤、解暑藤、女青、牛皮冻等。拉丁学名:*Paederia scandens* (Lour.) Merr.,为茜草科鸡矢藤属植物鸡矢藤。

多年生藤本,多分枝。叶对生,纸质,宽卵形至披针形,两面无毛或下面稍被短柔毛。聚伞花序排成顶生带叶的大圆锥花序或腋生而疏散少花;核果直径达 7mm。喜生灌丛中。茎皮为造纸和人造棉原料。

以根及全草入药,味甘、微苦,性平。具有祛风利湿、消食化积、止咳止痛等功效。主治痢疾、消化不良、小儿疳积、胃肠绞痛、衄血、风湿筋骨痛、跌打损伤、外伤性疼痛、黄疸型肝炎、肠炎等症。

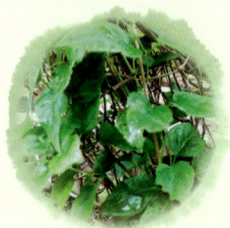

《本草纲目拾遗》：中暑者以根、叶做粉食之。虚损者杂猪胃煎服。《本草求原》：理脚湿肿烂、蛇伤、同米擂食并敷。

🌱民间验方一：

【主治】食积腹泻。

【组成】鸡屎藤一两。

【用法】水煎服。

【宜忌】脾胃虚寒或虚寒性病症者均忌食。

🌱民间验方二：

【主治】小儿疳积。

【组成】鸡屎藤干根五钱，猪小肚一个。

【用法】水炖服。

【宜忌】脾胃虚寒或虚寒性病症者均忌食。

🌱民间验方三：

【主治】肝炎。

【组成】鸡屎藤一两。

【用法】水煎服。

【宜忌】脾胃虚寒或虚寒性病症者均忌食。

🌱民间验方四：

【主治】衄血。

【组成】鸡屎藤一两二钱、茅根二两四钱。

【用法】水煎后加黄糖服。

【宜忌】脾胃虚寒或虚寒性病症者均忌食。

糖罂袛

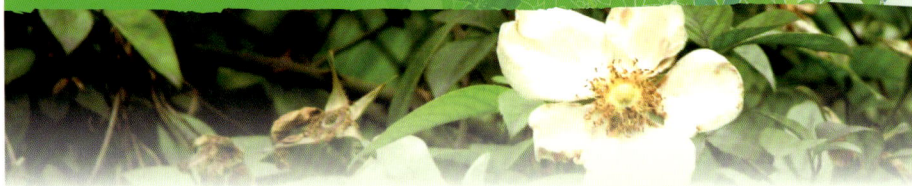

药物档案

糖罂袛：又名山石榴、金樱子、金英子、大金英、油饼果子、唐樱莇、和尚头、山鸡头子、刺梨子等。拉丁学名：*Rosa laevigata Michx.*，为蔷薇科蔷薇属植物金樱子。

常绿攀援灌木，有钩状皮刺和刺毛。羽状复叶，椭圆状卵形或披针状卵形。花单生于侧枝顶端，白色，直径数厘米，花梗和萼筒外面均密生刺毛。蔷薇果近球形或倒卵形，有直刺。喜生向阳山野。根皮可提栲胶。

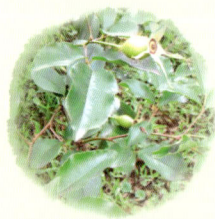

以根及果药用，味酸、甘、涩，性平。归肾、膀胱、大肠经。有活血散瘀、收敛利尿、补肾、止咳等功效。用于白带过多、遗精滑精、遗尿尿频、崩漏带下、久泻久痢、虚寒腹泻、肾虚、痔疮等症。

《别录》：止遗泄。《本草纲目》：金樱子，无故而服之，以取快欲，则不可；若精气不固者服之，何咎之有。

民间验方一：

【主治】白带过多。

【组成】糖罂祗根八钱，独脚苏茅（仙茅）根六钱。

【用法】煲猪肉服食。

【宜忌】有实火邪热者、五心烦热、口干、舌红苔黄者忌用。

民间验方二：

【主治】肾虚、神经衰弱。

【组成】糖罂祗果（切开，去核去毛）一斤二两，黄酒三斤。

【用法】煮黄酒，每次一两至二两半，每日三次。

【宜忌】有实火邪热者、五心烦热、口干、舌红苔黄者忌用。

民间验方三：

【主治】痔疮。

【组成】糖罂祗根适量。

【用法】水煎熏洗。

【宜忌】尚不明确。

民间验方四：

【主治】虚寒腹泻。

【组成】糖罂祗根适量。

【用法】水煎服。

【宜忌】有实火邪热者、五心烦热、口干、舌红苔黄者忌用。

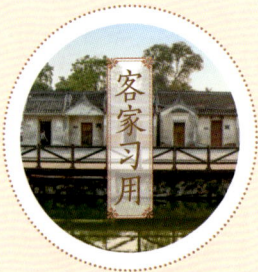

糖罂祗果实含枸橼酸、苹果酸等丰富应用成分。在客家农村,很多人都会制作糖罂祗酒(金樱子酒),这种酒甘醇、美味,具有滋阴补肾、固本培元、补血补气等功效,喝了壮筋骨、暖腰膝,适合中老年人饮用。在客家乡村,屋前屋后,向阳的荒坡、丛林、山谷乃至村间篱笆,到处都是带刺的糖罂祗荆蔓。手工摘回将糖罂祗收集起来,专拣金黄发亮的,置于特制的竹制篓里,不断翻滚揉搓去小刺,再小心地一颗一颗地切开,经去核,洗净,晾干等工序,置于锅内蒸软,风干一段时间后浸泡在盛有糯米酒的陶制器皿内。七七四十九天或更久时间后,一坛橙黄如琥珀的糖罂祗酒就可以开坛享用了。糖罂祗酒浸泡越久越香醇。客家人热情好客,当你踏入农家门,主人立马将一碗黄灿灿、香喷喷、晃荡荡的琼浆佳酿端到你面前,喝一口,从喉咙甜到心里,留下无穷回味。

第七章

祛风湿类

客家

中草药及验方

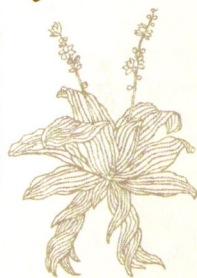

走马胎

药物档案

走马胎：又名洋伞祗树、洋伞树、血枫、走马风、山猪药、马胎、走马藤、大叶紫金牛等。拉丁学名：*Ardisia gigantifolia* Stapf，为紫金牛科紫金牛属植物走马胎。

多年生常绿小灌木，小枝粗壮，茎直上。叶互生，叶柄长约 1cm，具狭翅和沟；叶片革质，倒卵形或广倒披针形，叶两面无毛，中脉明显隆起。夏末开白色或深紫红色花，由多回亚伞形花序组成的圆锥花序，顶生或近顶生，长 10 ~ 14cm，花后结球形浆果，熟时红色。喜生于山间坡地、路旁等。

以根、叶入药。味辛，性温，入肝、脾、肾经。具有活血化瘀、消肿、祛风湿、壮筋骨等功效。主治风湿筋骨疼痛、跌打损伤、产后血瘀、痈疽溃疡等症。

《生草药性备要》：祛风痰，除酒病。治走马风。《陆川本草》：祛风湿。治风湿骨痛，风瘫鹤膝。《本草纲目拾遗》：研粉敷痛疽，长肌化毒，收口。《岭南采药录》：理跌打伤，止痛，治四肢疼痛，俱水煎服。《本草求原》：壮筋骨，已劳倦。《陆川本草》：祛风湿。治风湿骨痛，风瘫鹤膝。

民间验方一：

【主治】跌打损伤肿痛。

【组成】走马胎根（干）五钱。

【用法】研末、米酒冲服，另用叶适量，水煎外洗。

【宜忌】孕妇忌服。

民间验方二：

【主治】疮疖肿痛。

【组成】走马胎叶适量。

【用法】捣烂外敷。

【宜忌】孕妇忌用。

民间验方三：

【主治】下肢扭伤、溃疡。

【组成】走马胎叶适量。

【用法】捣烂外敷。

【宜忌】孕妇忌用。

半枫荷

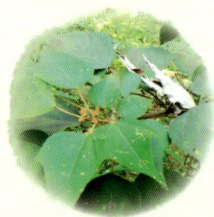

药物档案

半枫荷：又名阿丁枫等。拉丁学名：
Semiliquidambar cathayensis Chang，为金缕梅
科半枫荷属植物半枫荷。

多年生常绿或半常绿乔木。叶革质，多
型，常为卵状椭圆形，顶端渐尖，基部宽楔
形，稍不等侧，偶为掌状 3 裂，两侧裂片向
上举，两面均无毛，边缘有具腺细锯齿，基
出脉 3 条，中央的主脉有侧脉 4～5 对。花雌
雄同株，聚成头状花序；雄花多数，无花被，
雄蕊簇生，花药 2 室。头状果序近球形，木
质，蒴果有宿存花柱，种子多数。喜生于山
地林中。

以根、叶入药，根味辛、甘、性微温，
入肝、脾经。具有祛风除湿、活血通络等功
效。主治风湿痹痛、手足麻木、腰肌劳损、
产后风瘫、脚气、跌打损伤等症。

《岭南采药录》：善祛风湿，凡脚气、脚弱、痹痛，以之浸酒服；叶味甘、淡、性微温。归肝。脾经。具有活血止血等功效。外治外伤出血。

🌿 民间验方一：

【主治】产后风瘫。

【组成】半枫荷根八钱、鸡血藤六钱、黄芪六钱、九节茶根三钱。

【用法】切碎油炒后，煲公鸡服食。另用半枫荷叶、白背叶各适量，煮水洗身。

【宜忌】孕妇忌服。

🌿 民间验方二：

【主治】风湿筋骨痛。

【组成】半枫荷根二两。

【用法】煲猪脚服食。

【宜忌】孕妇忌服。

客家习用

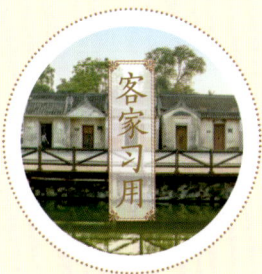

半枫荷为国家二级保护植物，也是我国珍稀物种。客家人如果手风痛，则用猪前脚配以半枫荷、山苍树根等炖服，脚风痛则用半枫荷、山苍树根炖猪后脚服食，遵循传统以形补形的食疗原则。此外，半枫荷祛风效果佳，客家妇女坐月子时也常用半枫荷（一斤半，循环煮8~10次）和龙牙草（每次一两，不循环使用）煲水泡澡，预防风湿关节病。可适量加一些蓖麻卵形蒴果，效果更佳。

老虎须

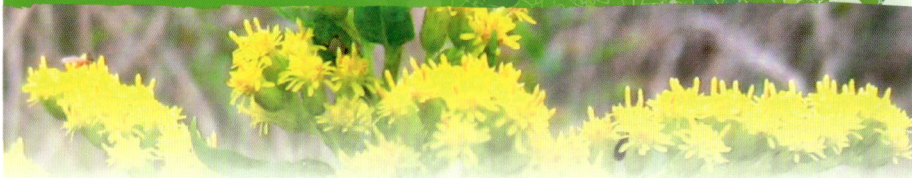

药物档案

老虎须：又名老虎尿、山厚合、千斤癀、一枝黄花、大叶七星剑、一支箭、一枝上、山白菜等。拉丁学名：*Solidago decurrens Lour.*，为菊科一枝黄花属一枝黄花。

多年生草本。茎直立，带赤褐色，高30~60cm。叶互生，下部叶片长卵形，长3~6cm，边缘有小锯齿，上部叶片较小，成披针形，接近全绿，幼株根生叶具长叶柄。秋冬枝梢抽出头状花序，有筒状花和舌状花，均呈黄色。喜生于山岗、山坡、草地、路旁等地。

以根及全草入药。味苦、辛，性微温，无毒。入肝脾肺经。内服散气消积解毒；外用消肿止痛。主治风寒咳嗽、喉痛、撞经、跌打损伤、背部积伤、四肢腰骨酸痛等；外治皮肤疮疡肿毒、湿疹、蛇疮、胼胝、毒蛇咬伤等症。

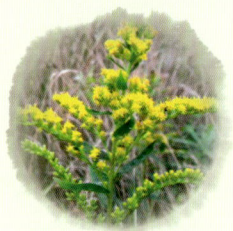

草药辨识图鉴

《闽南民间草药》：苦，寒。《广东中药》：破血，通关窍。治跌打损伤，皮肤瘙痒，缠身疮。

民间验方一：

【主治】风寒咳嗽，久咳不止。

【组成】老虎须根六钱。

【用法】煮猪肺食。

【宜忌】孕妇忌服。

民间验方二：

【主治】喉头肿痛。

【组成】老虎须根六钱。

【用法】加红糖煎服。

【宜忌】孕妇忌服。

民间验方三：

【主治】跌打损伤。

【组成】老虎须根四钱。

【用法】水煎，分两次服。

【宜忌】孕妇忌服。

民间验方四：

【主治】乳痈或腹股沟淋巴腺肿。

【组成】老虎须八钱。

【用法】捣烂加酒煎服，残渣敷患处。

【宜忌】孕妇忌用。

小驳骨

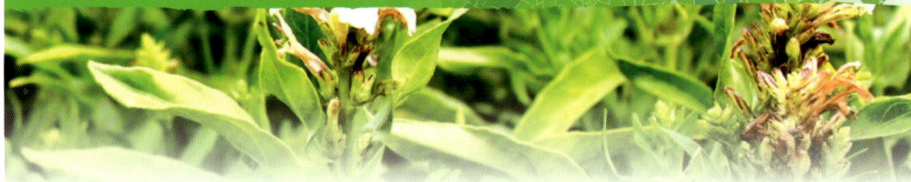

药物档案

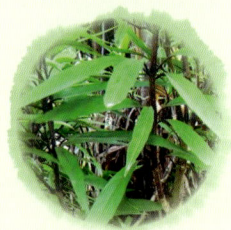

小驳骨：又名裹园竹、接骨草、接骨木、接骨筒、乌骨黄藤、尖尾凤等。拉丁学名：*Gendarussa vulgaris* Nees，为爵床科驳骨草属植物小驳骨。

多年生小灌木，高达 1m 左右，节部膨大，无毛。叶披针形，顶端尖至渐尖。花序穗状，顶生或生上部叶腋；苞片钻状披针形；花萼裂片 5，条状披针形，长约 3mm，与苞片同生黏毛；花冠白色或带粉红色有紫斑。蒴果长约 12mm。喜生于林下、灌丛或草地。

以茎叶或全草药入药，味辛、苦，性平。归肝、肾、肺经。具有祛风湿、散瘀血、续筋骨等功效。主治风湿痹痛、月经不调、产后腹痛、跌打肿痛、扭伤、骨折等症。

草药辨识图鉴

《岭南采药录》：理跌打伤，内服能去瘀生新。《本草纲目拾遗》：治折伤，续断骨，捣罨。《陆川本草》：治风湿骨痛。

民间验方一：

- 【主治】风湿性关节炎。
- 【组成】小驳骨叶一两五钱。
- 【用法】水煎服。
- 【宜忌】孕妇忌服，用药期间忌食公鸡，鲤鱼，酸笋，牛肉。

民间验方二：

- 【主治】骨折。
- 【组成】小驳骨叶适量。
- 【用法】捣烂（干品则研末），用酒或醋调敷患处。
- 【宜忌】孕妇慎用，用药期间忌食公鸡，鲤鱼，酸笋，牛肉。

民间验方三：

- 【主治】跌打扭伤。
- 【组成】小驳骨叶一两五钱。
- 【用法】水煎服。
- 【宜忌】孕妇慎用，用药期间忌食公鸡，鲤鱼，酸笋，牛肉。

民间验方四：

- 【主治】跌打损伤。
- 【组成】小驳骨根一两、辣椒根五钱、丁茄根五钱。
- 【用法】共捣烂加酒炖热敷患处。
- 【宜忌】孕妇慎用，用药期间忌食公鸡，鲤鱼，酸笋，牛肉。

威灵仙

药物档案

威灵仙：又名铁脚威灵仙、百条根、老虎须、铁扫帚、黑须公、黑灵仙、白钱草、九里火、青风藤等。拉丁学名：*Clematis chinensis Osbeck*，为毛茛科铁线莲属植物威灵仙。

多年生攀援性灌木，高数米。根多数丛生，细长，外皮黑褐。叶对生，羽状复叶，先端尖，基部楔形或广楔形，全缘，上面沿叶脉有细毛，下面光滑。圆锥花序腋生及顶生，白色。瘦果扁平状卵形，略生细短毛。花期5～6月。果期6～7月。喜生于山野、田埂及路旁。

以根及根茎入药，味辛、咸，性温。归膀胱经。具有祛风除湿、通络止痛等功效。主治风湿痹痛、肢体麻木、筋脉拘挛、屈伸不利、骨哽咽喉等症。

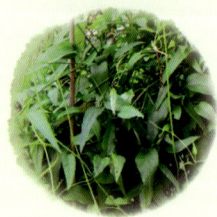

《唐本草》：腰、肾、脚膝、积聚、肠内诸冷病，积年不瘥，服之效。《本草汇言》：凡病血虚生风，或气虚生痰，脾虚不运，气留生湿、生痰、生饮者，咸宜禁之。

🌿 **民间验方一:**

【主治】腰腿疼痛久不愈。

【组成】威灵仙五两。

【用法】捣细研末，饭前温酒调
　　　　服，每次一钱。

【宜忌】气虚血弱，无风寒湿邪
　　　　者忌服。

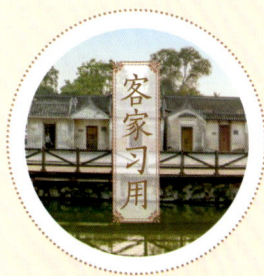

🌿 **民间验方二:**

【主治】鸡骨、鹅骨卡喉。

【组成】威灵仙茎五钱，清晨第
　　　　一次汲取的井泉水适量。

【用法】水煎含服。

【宜忌】气虚血弱，无风寒湿邪
　　　　者忌服。

客家习用

　　客家民间相传某座大山深处有座古刹名叫威灵寺。寺内有位得道高僧，专治风湿骨痛、细骨卡喉等病。高僧接待病人时，先焚香诵经一炷香，随后将香灰倒在瓷碗中，病人喝完香灰水后即可痊愈。高僧随后告知病人："我佛慈悲，你的病是救苦救难观世音菩萨施法所救。"得到很多病人的信任，该寺香火日盛，高僧被人誉为"赛神仙""神僧"。日后人们才慢慢发现，高僧其实放香灰的瓷碗内放的不是一般的茶水，而是熬了威灵仙草药后的药汤。威灵仙对风湿骨痛、细骨卡喉有很好的效果。高僧过世后，其弟子更秉承善念，凡到该寺求医者，均分文不取，赢得周边百姓的爱戴。该草药出自该寺，又像仙药一般灵验，人们后来都称该草药为"威灵仙"。

四大天王

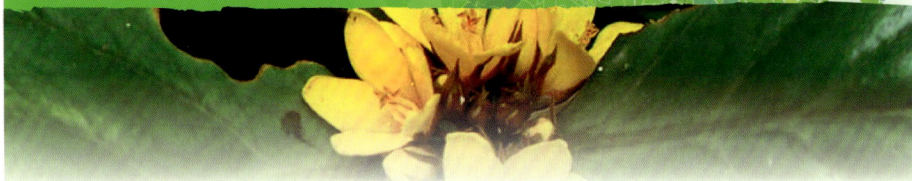

药物档案

四大天王：又名四块瓦、落地梅、四儿风、四匹瓦、大四块瓦、四片瓦、红四块瓦、四叶黄等。拉丁学名：*Lysimachia paridiformis Franch.*，为报春花科珍珠菜属植物落地梅。

多年生草本。根茎粗短或成块状；根簇生，纤维状，直立，高 10 ~ 45cm，不分枝，节部稍膨大。叶 4 ~ 6 片在茎端轮生，叶片倒卵形以至椭圆形，长 5 ~ 17cm，宽 3 ~ 10cm，先端短渐尖，基部楔形，全缘。5 ~ 6 月顶端或叶腋部开小白花，花梗长 5 ~ 15mm；花药椭圆形，花萼长 8 ~ 12mm，花后结果，穗状排列，果小两头尖，果期 7 ~ 9 月，根多而细长。生于山谷林下湿润处。

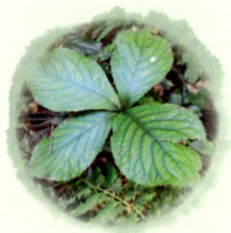

草药辨识图鉴

以全草或根入药，味苦、辛，性温，具有清热活血、祛风除湿等功效，主治风湿疼痛、骨节疼痛、脘腹疼痛、感冒发热、咳嗽、跌打损伤、疖肿疔疮、毒蛇咬伤等症。

始载于《植物名实图考》。

民间验方一：

【主治】骨节疼痛。

【组成】四大天王一两二钱、寮刁竹四钱、米酒一斤。

【用法】浸米酒，每日两汤匙，内服，同时外擦。

【宜忌】孕妇忌服。

民间验方二：

【主治】感冒发热、头痛。

【组成】四大天王六钱。

【用法】水煎服。

【宜忌】孕妇忌服。

民间验方三：

【主治】跌打损伤。

【组成】四大天王一两二钱、寮刁竹四钱、米酒一斤。

【用法】浸米酒，每日两汤匙，内服，同时外擦。

【宜忌】孕妇忌服。

鸟不企

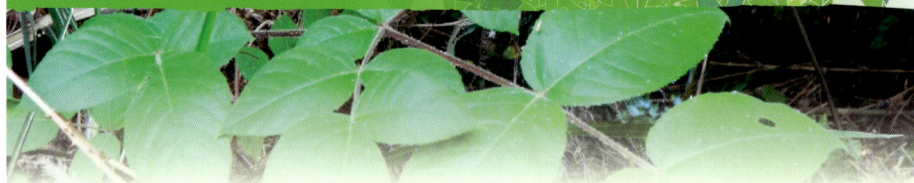

草药辨识图鉴

药物档案

鸟不企：又名黄毛楤木、鸟不服、红心茨苗、鹰不拍、刺老苞根、雀不站、鹊不踏、大鹰不扑、刺葱树、美冬竹、雷公木、芝练木等。拉丁学名：*Aralia decaisneana* Hance，为五加科楤木属植物黄毛楤木。

多年生灌木，高达 3m，有稀少的刺和黄褐色绒毛。叶大，二回羽状复叶，叶轴各节有 1 对小叶，羽片有小叶 7 ～ 11 片；小叶革质，上面有黄褐色绒毛，下面毛密，卵形至矩状卵形，长 8 ～ 15cm，宽 4 ～ 8cm，先端渐尖，基部圆形至近心形，边缘有小锯齿，侧脉 6 ～ 8 对，无柄至长 5mm 的柄，顶生小叶柄长达 5cm。花序为许多伞形花序组成的大型顶生圆锥花序，有曲柔长绒毛，分枝长达 50cm，伞形花序有花 30 ～ 50 朵；总花梗长3～4cm，花梗长约1cm，有绒毛；萼有5齿，花瓣5，雄蕊5，子房5室，花柱基部合生，上部分离。果球形，有5棱。花期8～9月，果期10～11月。喜生于山坡或杂树林中。

以根入药，味苦、辛，性平。具有祛风除湿、活血通经、解毒消肿等功效。主治风湿痹痛、腰腿酸痛、跌打肿痛、疖痈、风热感冒头痛、咳嗽、水肿、产后风痛、淋浊、带下、闭经等症。

民间验方一：

【主治】风湿。

【组成】鸟不企五钱、独活五钱、当归五钱、血风藤一两、吊风根（钩藤）五钱、枫寄生一两、老虎须五钱、半枫荷五钱、黑老虎五钱、山苍根五钱。

【用法】煲猪脚加黄酒，分二次服。

【宜忌】孕妇禁服。

民间验方二：

【主治】疖痈。

【组成】鸟不企茎心适量。

【用法】先在涌泉穴用洁净玉片蘸水乱之出现红点，然后用艾条灸此点，再把鸟不企茎心与黄糖捣烂敷于患处。

【宜忌】孕妇禁用。

钻骨丹

草药辨识图鉴

药物档案

钻骨丹：又名燕子尾、猪蹄叉、羊蹄叉、夜合草、千打捶、马蹄叶、五花血藤、菊花木、龙须藤、钻骨丹、过江龙、入骨丹等。拉丁学名：*Bauhinia championii* (Benth.) Benth.，为豆科羊蹄甲属植物龙须藤。

多年生藤本，小枝密生褐色短柔毛，卷须1个或2个对生。叶卵形、长卵形或椭圆形。总状花序1个与叶对生或数个生于枝条上部，花冠白色；荚果扁平，密生皱纹，有毛或无毛，有种子2～6粒。喜生于混交林中或灌木丛中。

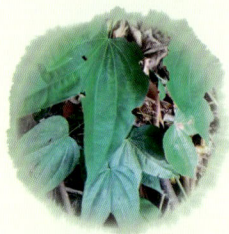

以根和老藤为药用，有活血化瘀、驱风活络、镇静止痛等功效。用于风湿性关节炎、腰腿疼、跌打损伤、胃痛、闭经、小儿疳积等症。

民间验方一：

【主治】风湿筋骨痛。

【组成】钻骨丹根二两。

【用法】煲猪脚服食。

【宜忌】孕妇忌服。

民间验方二：

【主治】腰痛、闭经。

【组成】钻骨丹根二两、钻地风根二两。

【用法】油炒后炖公鸡兑酒服食。

【宜忌】孕妇忌服。

第八章

通经活血类

客家

中草药及验方

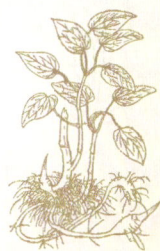

钱排草

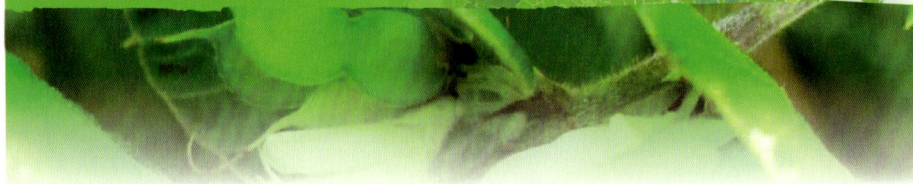

草药辨识图鉴

药物档案

钱排草：又名排钱草、掌牛郎、钱串草、钱排树、金钱草、午时灵、叠钱草、双排钱、金钱豹、钱串草、双金钱、纸钱剑等。拉丁学名：*Phyllodium pulchellum*（L.）Desv.，为豆科排钱树属植物排钱树。

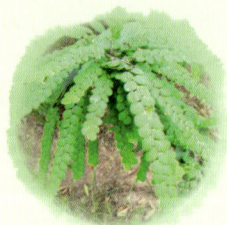

多年生常绿小灌木，高 0.5 ~ 2m。茎直立或斜卧，全株被黄色绒毛，羽状复叶，由 3 片小叶组成，顶端一片较大，叶柄长。顶端或小枝端叶圆而小，层叠成串，形似排列成串的铜钱，故得此名。边全缘，夏季开小白花，花后结矩圆形荚果。

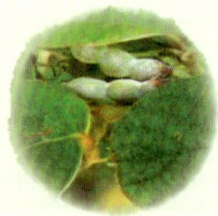

以全草或根入药。味淡、涩，气香，具有活血祛瘀、利水清热等功效。主治跌打肿痛、骨节疼痛、感冒发热、咽喉肿痛、扁桃体炎、牙疳、风湿痹痛、水肿、肝脾肿大、毒虫咬伤等症。

《福建中草药》：治跌打损伤。《生草药性备要》：消风热，浸酒去瘀生新，治小儿马牙疳，又治跌打。

🌿 民间验方一：

【主治】跌打损伤。

【组成】钱排草五钱。

【用法】浸米酒一斤，每次服二汤匙，每天三次，另可外搽伤处。

【宜忌】月经期、孕妇忌服。

🌿 民间验方二：

【主治】骨节疼痛。

【组成】钱排草根六钱，防风草九钱，高脚稔根二两。

【用法】水煎服。

【宜忌】月经期、孕妇忌服。

🌿 民间验方三：

【主治】风热感冒。

【组成】钱排草根六钱，防风草九钱，高脚稔根二两。

【用法】水煎服。

【宜忌】月经期、孕妇忌服。

🌿 民间验方四：

【主治】扁桃体炎。

【组成】钱排草根八钱，盐肤木根（去皮）六钱。

【用法】水煎含服。

【宜忌】月经期、孕妇忌服。

黑老虎

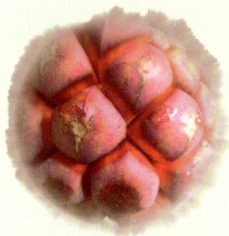

药物档案

黑老虎：又名过山龙藤、臭饭团、娘饭团、酒饭团、冷饭团、臭饭团、透地连珠、克老虎、过山龙藤、大钻、万丈红、外红消、钻骨风、大叶南五味等。拉丁学名：*Kadsura coccinea* (Lem.) A. C. Smith，为木兰科南五味子属植物绯红南五味。

多年生木质藤本，长 3 ~ 6m。茎下部僵伏土中，上部缠绕，枝圆柱形，棕黑色，疏生白色点状皮孔。单叶互生，叶革质，叶片长圆形至卵状披针形，春末夏初开花，花单生叶腋，稀成对，雌雄异株；花被红色或红黄色，花后结球形果子，大如黄豆粒，多粒果子聚合近球形，成熟时红色或黑紫色，直径 6 ~ 10cm 或更大，成一团样，具细长柄，味酸甜可吃，果期 8 ~ 10 月。喜生于山岗、河畔荆棘丛中。

以根或藤入药。味辛、微苦，性温。具有行气止痛、祛风活络、散瘀消肿等功效。用于胃痛、十二指肠溃疡、慢性胃炎、急性胃肠炎、风湿性关节炎、跌打肿痛、痛经、产后瘀血腹痛等症。

民间验方一：

【主治】胃痛。

【组成】黑老虎根一两、救必应树皮一两、白及一两、两面针根一两。

【用法】共研末，每次服三钱，每天三次，开水冲服。

【宜忌】孕妇忌服。

民间验方二：

【主治】跌打瘀肿。

【组成】黑老虎根（干）四两、寮刁竹（干）二两、土大黄根（干）二两、香附（干）二两。

【用法】共研末，炼蜜为丸，每丸重三钱，内服每次一丸，另外将研末之药粉加酒外敷。

【宜忌】孕妇忌服。

金骨蒜

药物档案

金骨蒜：又名罗勒、九层塔、千层塔、金不换、气香草、香菜祇、鱼香菜、香草、满园香等。拉丁学名：*Ocimum basilicum* L.，为唇形科罗勒属植物罗勒。

一年生草本植物，全体芳香，高20～70cm。茎四方形，上部多分枝，表面通常紫绿色，被柔毛。叶对生；卵形或卵状披针形。夏季开花，淡紫色，生于顶端成轮状总花序，呈塔状排列，每轮六朵小花，花轴被细毛，下具两片苞叶，花后结小长圆状卵形果实。果期8～10月。客家多为家中菜圃种植，亦有野生。

以全草入药，味辛、性温。归肺、脾、大肠、胃经。具有活血祛瘀、消肿止痛等功效，主治胃脘痛、寒性胃痛、外感头痛、食胀气滞、跌打损伤、蛇虫咬伤、产后风、湿疹瘙痒等症。

《岭南采药录》：治毒蛇伤，又可作跌打伤敷药。《千金·食治》：消停水，散毒气。《嘉祐本草》：调中消食，去恶气，消水气，宜生食。又疗齿根烂疮，为灰用甚良。

民间验方一：

【主治】寒性胃痛、腹胀。

【组成】新鲜金骨蒜一两、胡椒六分。

【用法】煲猪肚分三次服食。

【宜忌】孕妇忌服。

民间验方二：

【主治】跌打损伤。

【组成】金骨蒜三钱、黑老虎根六钱。

【用法】水煎服，渣捣烂外敷。

【宜忌】孕妇忌服。

民间验方三：

【主治】产后风。

【用法】炖鸡分数次服食。

【组成】金骨蒜（干）一两。

【宜忌】尚不明确。

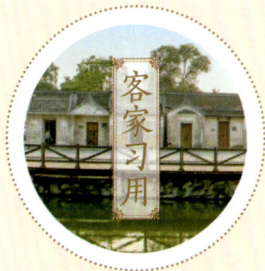

客家习用

金骨蒜是客家人餐桌上的常见食材，是客家传统菜肴中常用的一种配料、佐料，能去除鸡鸭、河海贝的腥、泥味，且含蛋白质、维生素、胡萝卜素等丰富营养物质。客家地区气候环境适宜金骨蒜的生长，易种易取。在农村的田头、路边、菜地上随处可见。连城市里，每家每户都会栽上一两棵金不换。客家人做白切仔鸭时，将金不换与蒜头一块擂成泥状做蘸料；炒花甲、田螺和多种贝类菜肴时也会用其提香；做鱼汤用它增香、去腥；焖狗爪豆、香芋、茄子等蔬菜类菜肴也可以用它增加风味。它还有一个好听的名字：金不换，金子都不换，可见客家人对其珍视之处。金骨蒜另有一个名字叫"九层塔"。相传古代某位皇帝出巡，因突然发生的洪水被困在一座早已荒废的九层塔上。由于没带东西吃，皇上只好采摘长在塔屋檐上的一种野草充饥。没想到，该野草的味道居然极佳。后来该皇帝就命令随从带种子回宫来种植，并为了纪念那座塔，为这种野草取名九层塔。

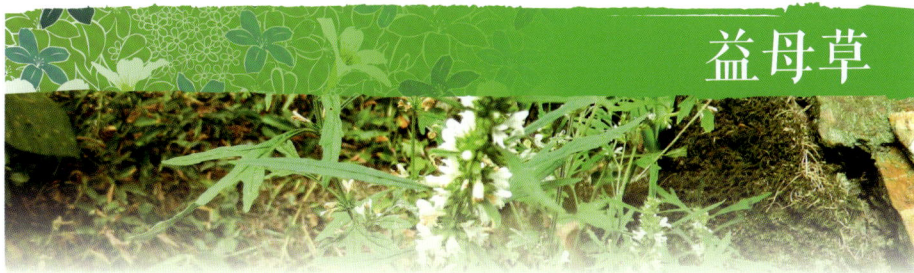

益母草

草药辨识图鉴

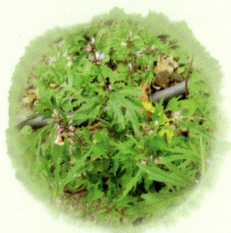

药物档案

益母草：又名臭艾、野艾、大叶艾、益母艾、地母草、益母夏枯、鸭母草等。拉丁学名：*Leonurus artemisia* (Lour.) S. Y. Hu，为唇形科益母草属植物益母草。

一年生或二年生草本，有于其上密生须根的主根。茎直立，通常高30～120cm，钝四棱形，微具槽，有倒向糙伏毛。轮伞花序腋生，轮廓为圆球形，组成长穗状花序。有红花、白花之分（药效以白花为佳）。小坚果长圆状三棱形。花期通常在6～9月，果期9～10月。喜生于山野荒地、田埂、草地、溪边等处。亦有人工栽培。

以全草入药，味苦、辛，微寒。入心包、肝经。具有活血调经、利尿消肿等功效。用于崩漏、月经不调、痛经、经闭、产后瘀痛、恶露不尽、水肿尿少、急性肾炎水肿等症。

《本草纲目拾遗》：捣苗，敷乳痈恶肿痛者；又捣苗绞汁服，主浮肿下水，兼恶毒肿。《神农本草经》：主瘾疹痒。《本草纲目》：治胎漏产难，胎衣不下，血晕，血风，血痛，崩中漏下，尿血，泻血，疳，痔。

🌿 民间验方一：

【主治】崩漏。

【组成】益母草一两五钱。

【用法】切碎用醋炒，开水冲服。

【宜忌】血虚或肾虚患者忌服，忌铁器（可用砂锅或不锈钢锅替代）。

🌿 民间验方二：

【主治】月经不调或痛经或闭经。

【组成】益母草嫩叶一两八钱。

【用法】切碎煎鸡蛋，煮黄酒服食。

【宜忌】血虚或肾虚患者忌服，忌铁器（可用砂锅或不锈钢锅替代）。

🌿 民间验方三：

【主治】产后瘀痛。

【组成】益母草六钱、当归五钱、川芎二钱、羌活六分、桃仁一钱二分。

【用法】水煎兑黄酒敷。

【宜忌】血虚或肾虚患者忌服，忌铁器（可用砂锅或不锈钢锅替代）。

客家故事

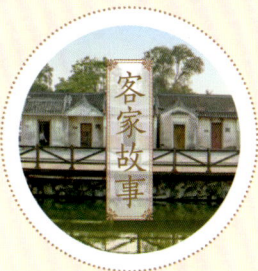

客家民间传说在古代的时候，一位母亲生下一女孩后，身体一直不好，小女孩慢慢长大，发誓要寻遍仙药为母亲治病。后来，在一老人的指点下，找到一种植物，煮水给母亲喝，经过七天，母亲的身体终于好了，后人把这种植物，就叫作益母草。广东的客家人，用新鲜的益母草煲汤，给生完孩子的女士喝，可以调理身体，活血祛瘀，因此，客家有"益母草，女人一生的朋友"之说。

现在的白领工作生活压力大，生活无规律，很容易造成面部粉刺、色素沉着，这也与肝肾功能失调、湿聚瘀阻有关。湿浊、瘀血停积肌肤则肌肤不洁而色泽暗黑。血脉阻滞不畅则肌肤失养而枯槁无华，或生粉刺。可用益母草调理。《医方类聚》中有"玉女粉"一方，就是用益母草烧灰制成，能益颜减皱，祛斑美肤，亦可取其汁作洗面用。

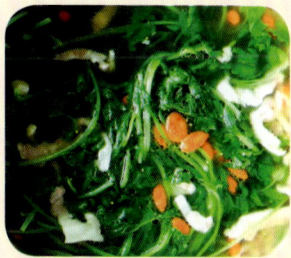

酸味草

药物档案

酸味草：又名酸三叶、三叶酸草、白鸡酸、酸醋酱、酸酢草、鸠酸、鹁鸪酸草、酢浆草、咸酸草、铺地莲、酸梅草、三叶破铜钱、黄花梅等。拉丁学名：*Oxalis corniculata* L.，为酢浆草科酢浆草属植物酢浆草。

多年生草本。茎细弱，匍匐或斜生，多分枝，被柔毛。小叶 3 片，倒心形。茎叶汁液有酸味。夏秋开数朵小黄花，花单生或数朵组成腋生伞形花序；花后结三棱柱状荚果，长 1 ~ 1.5cm，果期 6 ~ 9 月。喜生于荒地、田野、道旁。

以全草入药，味酸、微甘，性寒，归大肠、小肠经，具有凉血散瘀、消肿解毒等功效。主治感冒高热、咽喉肿痛、泄泻、痢疾、黄疸、淋病、赤白带下、麻疹、吐血、衄血、疔疮痈肿、跌打损伤、烫伤、疥癣、痔疾、脱肛。

草药辨识图鉴

《闽东本草》：治火伤：鲜酢浆草洗净捣烂，调麻油敷患处。《岭南采药录》：治麻疹：酸味草每用二钱至三钱，水煎服。

🌱 民间验方一：

【主治】感冒高热。

【组成】酸味草一两。

【用法】捣烂，开水冲服。

【宜忌】孕妇忌服。

🌱 民间验方二：

【主治】咽喉肿痛。

【组成】酸味草适量。

【用法】水煎含服。

【宜忌】孕妇忌服。

🌱 民间验方三：

【主治】跌打损伤肿痛。

【组成】酸味草一两。

【用法】捣烂加酒炖服，渣外敷患处。

【宜忌】孕妇忌用。

🌱 民间验方四：

【主治】烫伤。

【组成】酸味草适量。

【用法】捣烂取汁涂伤处。

【宜忌】尚不明确。

🌱 民间验方五：

【主治】热毒疮痈。

【组成】酸味草适量。

【用法】加黄糖捣烂外敷。

【宜忌】尚不明确。

鹅祗唔食草

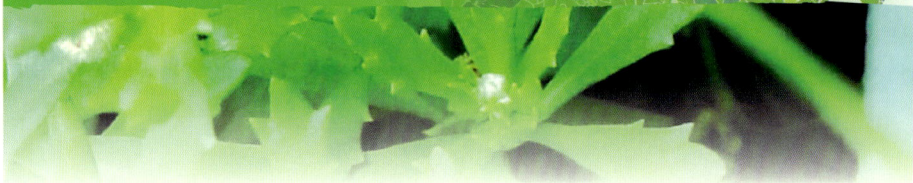

药物档案

鹅祗唔食草：又名鹅不食草、石胡荽、地胡椒、鸡肠草、白地茜、蚊子草等。拉丁学名：*Centipeda minima* (L.) A. Br. et Aschers.，为菊科石胡荽属植物石胡荽。

一年生小草本，茎铺散，多分枝。叶互生，长 0.7 ~ 1.8cm，楔状倒披针形，顶端钝，边缘有不规则的疏齿，无毛；头状花序小，扁球形，单生于叶腋，总苞半球形，花杂性，淡黄色或黄绿色，全部筒状；瘦果椭圆形。喜生于路旁荒野及阴湿地区。

以全草入药，味辛，性温，归肺、肝经，具有通窍散瘀、解毒消肿等功效，主治感冒、咳嗽、哮喘、头痛、鼻炎、鼻渊、鼻息肉、喉痹、耳聋、疟疾、痢疾、糖尿病、小儿口腔念珠菌病、肿毒、疥癣、跌打损伤、风湿痹痛等。

🌿 民间验方一：

【主治】百日咳。

【组成】鹅祇唔食草五钱。

【用法】水煎服。

【宜忌】脾胃虚弱者慎服，孕
妇忌服。

🌿 民间验方二：

【主治】鼻塞、鼻窦炎。

【组成】鹅祇唔食草、皂角各
适量。

【用法】晒干研末吹鼻。

【宜忌】脾胃虚弱者慎用，孕
妇忌用。

🌿 民间验方三：

【主治】小儿口腔念珠菌病（雪
口病）。

【组成】鹅祇唔食草、半边莲各
五钱。

【用法】榨汁涂口腔。

【宜忌】脾胃虚弱者慎用。

🌿 民间验方四：

【主治】糖尿病。

【组成】鹅祇唔食草五钱。

【用法】水煎服。

【宜忌】脾胃虚弱者慎服，孕
妇忌服。

毛披树

药物档案

毛披树：又名毛冬青。拉丁学名：*Ilex pubescens* Hook. et Arn.，为冬青科冬青属植物毛冬青。

多年生常绿灌木，高3～4m，分枝灰色，细长，近4棱形，密生短硬毛。叶膜质或纸质，长卵形、卵形或椭圆形，全缘或通常有芒齿，沿脉有稠密的短柔毛；雌雄异株，花序簇生或雌花序为假圆锥花序状。果球形，直径4mm，熟时红色。花期4～5月，果期8～11月。喜生于山野坡地、丘陵的灌木丛中。

以根、叶入药，味微苦、涩，性平。归心、肺经。具有清热解毒、活血通络等功效。主治急性气管炎、大叶性肺炎、肺热喘咳、风热感冒、咽痛、牙龈肿痛、胸痹心痛、骨髓炎、中风偏瘫、血栓闭塞性脉管炎、丹毒、烧烫伤、中心性视网膜炎等症。

草药辨识图鉴

《新编中医学概要》：活血通脉。治血栓闭塞性脉管炎，冠心病，脑血管意外所致的偏瘫。

民间验方一：

【主治】急性气管炎。

【组成】毛披树根二两、称心树根一两、山鸡米一两。

【用法】水煎服，一天两剂。

【宜忌】本品略有小毒，不宜大量久服。

民间验方二：

【主治】大叶性肺炎。

【组成】毛披树二层皮五钱、紫背金牛二两

【用法】水煎服。

【宜忌】本品略有小毒，不宜大量久服。

民间验方三：

【主治】骨髓炎。

【组成】毛披树根一两、三丫苦根五钱、葫芦茶二钱。

【用法】水煎服，一天一剂，早晚分服，十五天为一个疗程；另用葫芦茶叶研粉调茶油外搽。

【宜忌】本品略有小毒，不宜大量久服。

民间验方四：

【主治】风热咳嗽。

【组成】毛披树根一两半、鱼腥草一两。

【用法】水煎服。

【宜忌】本品略有小毒，不宜大量久服。

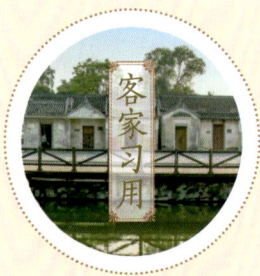

客家也常用毛披树的根做成茶叶，有清热润肺、祛湿解毒、清肝明目、咽喉肿痛、烽火牙痛等功效。茶味纯天然，清香淡雅，回味悠长，原汁原味，饮用方便，深受客家百姓喜爱。

第九章

外用类

客家

中草药及验方

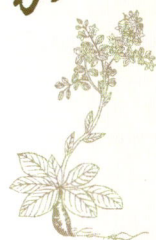

白花地绵茎

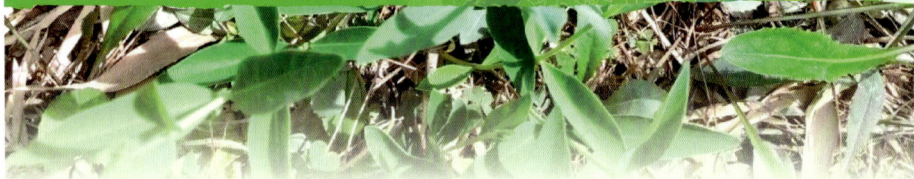

药物档案

白花地绵茎：又名了哥王、雀儿麻、哥春光、桐皮子、小金腰带、山豆子、地棉根、黄皮子、石城、山棉皮、地棉皮、南岭荛花、土蒲仑等。拉丁学名：*Wikstroemia indica* (L.) C. A. Mey.，为瑞香科荛花属植物了哥王。

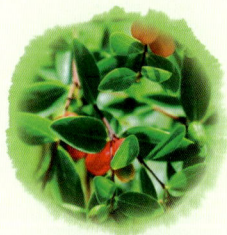

多年生落叶小灌木，高 0.6 ~ 2m；枝红褐色，无毛。叶对生，卵形或椭圆状矩圆形，无毛。春夏开花，花黄绿色，数朵组成顶生的短总状花序，无毛；花被筒状，几无毛，裂片 4，宽卵形至矩圆形，顶端钝尖；花盘通常深裂成 2 或 4 鳞片；子房倒卵形或长椭圆形，顶端被淡黄色茸毛或无毛。果实椭圆形，无毛，熟时鲜红色至暗紫黑色。喜生于旷野、山坡、路旁。

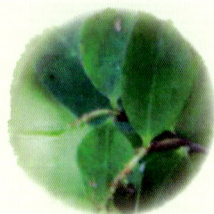

以根、根二层皮（内皮）和叶入药，味苦、辛，性寒，归心、肺、小肠经。具有拔毒消肿、止痒止痛等功效，主治痈肿疮毒、癣、瘰疬、风湿痛、跌打损伤、蛇虫咬伤等。

《岭南采药录》：叶和盐捣烂外敷。能去皮肤红黑瘀血，拔毒消肿。《生草药性备要》：消热毒疮，手指生狗皮头。可撕皮扎之。

🌱 民间验方一：

【主治】多发性脓疡、疮疖。

【组成】地绵茎叶适量。

【用法】加酒捣烂外敷患处。

【宜忌】孕妇慎用。

🌱 民间验方二：

【主治】癣。

【组成】地绵茎根二层皮适量。

【用法】捣烂浸醋擦患处。

【宜忌】孕妇慎用。

🌱 民间验方三：

【主治】跌打肿痛。

【组成】地绵茎叶适量。

【用法】加酒炖热外敷患处。

【宜忌】孕妇慎用。

黑面叶

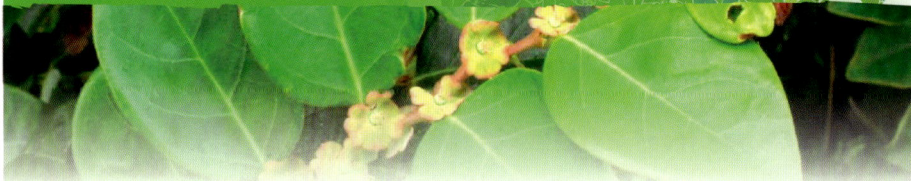

药物档案

黑面叶：又名黑面神、板拷祇树、鬼画符、狗脚刺、夜兰茶等。拉丁学名：*Breynia fruticosa* (L.) Hook. f.，为大戟科黑面神属植物黑面神。

多年生灌木，高 1 ~ 2m；小枝浅绿色，无毛。叶卵形至卵状披针形，革质，两面光滑无毛，叶柄长 2 ~ 4mm。花极小，单性，雌雄同株，无花瓣，单生或 2 ~ 4 簇生于叶腋；雌花花萼果期扩大呈盘状，变褐色。果肉质，近球形，位于扩大的宿存的萼上，深红色。喜生于山坡、荒野及临水灌木丛中。

以根、叶入药。味微苦、性凉、有小毒。归大肠、肝经。具有清热祛湿、活血解毒等功效。根主治肠胃炎、咽喉炎、感冒发热等；叶外敷治湿疹、皮炎、皮肤过敏、疔疮等症。

草药辨识图鉴

《岭南草药志》：治疗疮。《常用中草药手册》：治湿疹，过敏性皮炎，皮肤瘙痒。

🌿 民间验方一：

【主治】一般皮肤过敏或油漆过敏。

【组成】黑面叶叶、毛果算盘子叶各五钱。

【用法】水煎外洗。

【宜忌】孕妇慎用。

🌿 民间验方二：

【主治】疔疮。

【组成】黑面叶叶适量。

【用法】捣烂敷患处。

【宜忌】孕妇慎用。

🌿 民间验方三：

【主治】感冒发热或其他热症。

【组成】黑面叶根一两。

【用法】水煎服。

【宜忌】孕妇忌服。

九里明

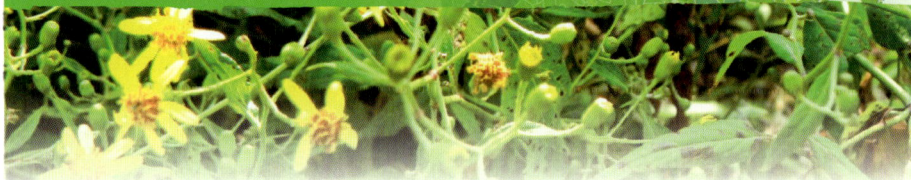

药物档案

九里明：又名千里光、千里及、蔓黄菀、黄花母、九龙光、九岭光等。拉丁学名：*Senecio scandens* Buch.-Ham. ex D. Don，为菊科千里光属植物千里光。

多年生草本。茎曲折，攀援，多分枝。叶有短柄，叶片长三角形，边缘有浅或深齿，头状花序多数，在茎及枝端排列成复总状的伞房花序。瘦果圆柱形，有纵沟，被短毛。

以全草入药，味苦、辛，性凉。具有清热解毒、明目退翳、杀虫止痒等功效。主治目赤肿痛、风热感冒、泄泻痢疾、皮肤湿疹、疮疖、痔疮等症。

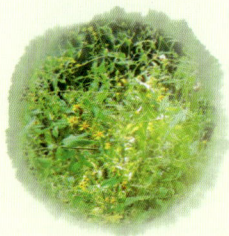

《本草纲目拾遗》：明目去星障。煎汤浴疮疡。

民间验方一：

【主治】目赤肿痛。

【用法】水煎外洗患眼。

【组成】九里明适量。

【宜忌】中寒泄泻者忌用。

🌿民间验方二：

【主治】痔疮。

【组成】九里明、铁包金、
　　　　榕树须各适量。

【用法】水煎外洗。

【宜忌】中寒泄泻者忌用。

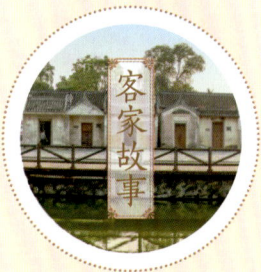

🌿民间验方三：

【主治】热毒疮痈。

【组成】九里明适量。

【用法】水煎外洗，或加黄糖捣
　　　　烂外敷。

【宜忌】中寒泄泻者忌用。

客家故事

　　客家民间有"有人识得千里光，全家一世不生疮"之说。客家民间传说，很久以前，在一座深山里住着一对老人，他们有两个美丽可爱的女儿，分别叫美美和冬冬。不幸的是，两个女儿出生时眼睛都不太好，无法看见稍远一点的东西，而且总是莫名地流眼泪。老人为两个女儿找了很多郎中、吃了许多许多的中药，却丝毫未见效。某日，两位老人偶然遇见了一位白须老者。该老者传授他们一个秘诀：将一种黄色的不起眼的小花儿煲水后，用热气熏孩子的眼睛。两位老人按白须老者的方法试了几次，没多久，两位可爱的女儿美美和冬冬眼睛都治好了，大眼睛明亮可爱，楚楚动人。据说，她们俩甚至可以看到千里之外的景象，于是人们后来就称这种植物为"千里光"。客家山区漫山遍野都分布着这种神奇的黄色小花。

胡蔓藤

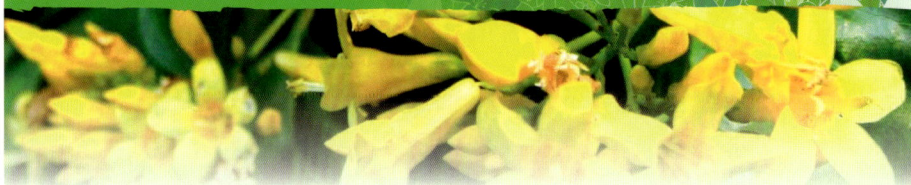

药物档案

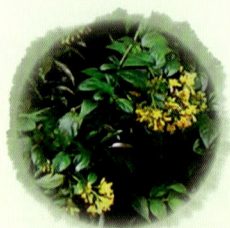

胡蔓藤：又名钩吻、大茶叶、大茶药、断肠草等。拉丁学名：*Gelsemium elegans (Gardn. et Champ.) Benth.*，为马前科钩吻属植物钩吻。

多年生缠绕藤本，枝光滑。叶对生，卵形至卵状披针形，顶端渐尖，基部渐狭或近圆形，全缘。聚伞花序顶生或腋生；花小，淡黄色；苞片小而狭；花冠漏斗状，长1～1.5cm，内面有淡红色斑点，有胚珠多颗。蒴果卵形，分裂为2个二裂的果瓣，有宿萼；种子有膜质的翅。全株有剧毒。喜生于山地疏林及路旁等地。

以根、叶入药。味辛、苦，性温，大毒（若误服中毒，立即用金银花叶加米浆水捣烂，或生空心菜水，大量内服即解）；具有祛

草药辨识图鉴

风攻毒、散结消肿、止痛等功效。主治跌打损伤、疥癞、湿疹、痈肿、疗疮、风湿痹痛、神经痛等症。

《岭南采药录》：不论根茎叶，以之煎水外洗，能散风热毒，洗疥癞及癣。凡花柳毒、下疳，以之煎浓汁，浸二、三次。《常用中草药手册》：攻毒拔毒，杀虫，止痒，散瘀止痛。治皮肤湿疹，跌打损伤，闭合性骨折。《别录》：破症积，脚膝痹痛，四肢拘挛，恶疮疥虫。

民间验方一：

【主治】跌打损伤瘀痛。

【组成】胡蔓藤根适量。

【用法】捣烂加白酒炖热外敷患处。

【宜忌】只作外用，切忌内服。

民间验方二：

【主治】蛇头指。

【组成】胡蔓藤叶适量。

【用法】加白酒捣烂外敷患处。

【宜忌】只作外用，切忌内服。

民间验方三：

【主治】无名肿毒。

【组成】胡蔓藤叶适量。

【用法】加白酒捣烂外敷患处。

【宜忌】只作外用，切忌内服。

乌柏树

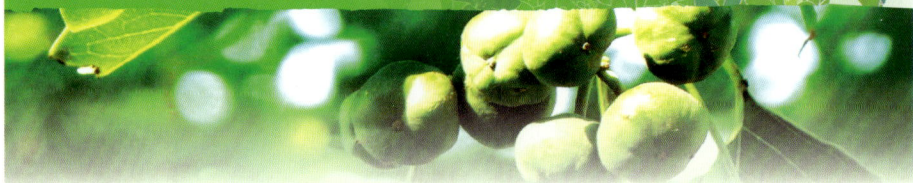

药物档案

乌柏树：又名红心芙舅树、葫勾姻树、木子树、柏子树、腊子树等。拉丁学名：*Sapium sebiferum* (L.) Roxb.，为大戟科乌柏属植物乌柏。

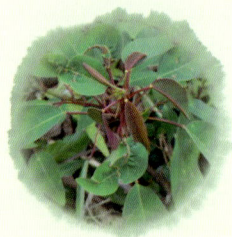

多年生落叶乔木，高可达15m；小枝细。单叶互生，菱形至卵形，长5～9cm，先端尾状长渐尖，基部广楔形。全缘，两面无毛，叶柄端有2腺体。花单性，无花瓣；成顶生穗状花序，基部为雌花，上部为雄花。蒴果3瓣裂，径约1.3cm；种子外被白蜡层。花期4～7月，果期10～12月。喜生于山岗、旷野等地。

以根、叶入药。味微苦、淡，性微温，有小毒。入肺、脾、肾、大肠经。具有利水消肿等功效，外用解毒散瘀、止痒等，主治血吸虫病、肝硬化腹水、肾炎水肿、大小便不利、毒蛇咬伤等；外用治跌打损伤、疔疮、鸡眼、乳腺炎、湿疹、皮炎等症。

《岭南采药录》：治头风，脚气，横痃，便毒。

民间验方一：

【主治】跌打损伤肿痛。

【组成】乌桕叶、透骨消各适量。

【用法】加酒炖热外敷患处。

【宜忌】溃疡病患者忌用。

民间验方二：

【主治】疥疮或疮痈等。

【组成】乌桕叶适量。

【用法】水煎外洗，并用适量捣烂外敷患处。

【宜忌】溃疡病患者忌用。

民间验方三：

【主治】肾炎水肿。

【组成】乌桕根二层皮三钱。

【用法】水煎服。

【宜忌】气虚者、溃疡病患者忌用。

广东狼毒

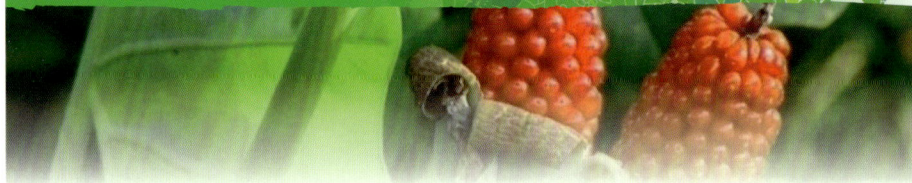

药物档案

广东狼毒，又名姑婆芋、狼毒、尖尾野芋头、海芋、山芋头、大根芋、大虫芋、广狼毒等。拉丁学名：*Alocasia macrorrhiza* (L.) Schott，为天南星科海芋属植物海芋。

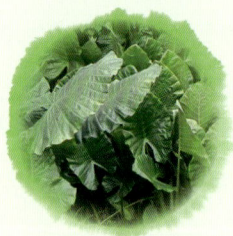

多年生草本，茎粗壮、高达 3m，皮茶褐色，多黏液。叶聚生茎顶，盾状着生，卵状戟形，叶柄长达 1m。总花梗长 10 ~ 30cm，佛焰苞全长 10 ~ 20cm，下部筒状，长 4 ~ 5cm，上部稍弯曲呈舟形；肉穗花序稍短于佛焰苞，下部雌花部分长约 2cm，上部雄花部分长约 4cm，二者之间有不孕部分，顶端附属体长 5 ~ 7cm。果直径约 4mm，具 1 颗种子。花期春季至秋季。喜生于山谷、水沟边或村庄附近。

草药辨识图鉴

以根茎入药，味辛，性寒，有毒。归心、肝、胆、大肠经。具有清热解毒、消肿散结等功效。用于痔疮便血、肠伤寒、热病高热等症；外治风湿骨痛、疔疮肿毒等症。

《岭南采药录》：治感冒暑气，头痛身倦：野芋根用湿纸封，煨热之，擦头额及腰脊、前后心、手弯脚弯，可令人遍身顺适。《岭南草药志》：治痔疮便血，背痛。

🌿 民间验方一：

【主治】痔疮便血。

【组成】广东狼毒一斤，鸡半只。

【用法】先大火煮沸，而后文火煮10小时以上，饮汤食鸡。

【宜忌】本品有毒，不宜生食，体虚者孕妇慎服。

🌿 民间验方二：

【主治】风湿筋骨痛。

【组成】广东狼毒适量。

【用法】切成一厚片，将少量樟脑置于该片中央，用火烤樟脑，趁火未熄，迅速敷于患处。

【宜忌】本品有毒，生品不宜内服。

🌿 民间验方三：

【主治】背痛。

【组成】广东狼毒适量、酒糟适量。

【用法】捣烂敷于患处。

【宜忌】已溃者勿用。本品有毒，生品不宜内服。

红花鬼点火

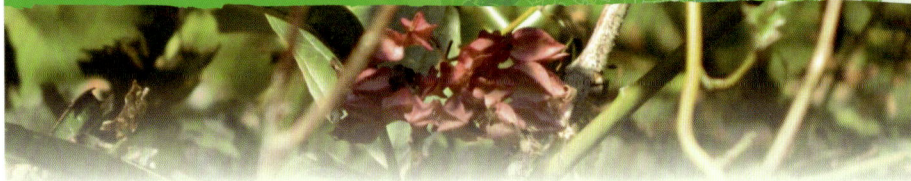

药物档案

红花鬼点火：鬼灯笼、虎灯笼、白灯笼、红花鬼灯笼、苦灯笼、灯笼草等。拉丁学名：*Clerodendrum fortunatum* L.，为马鞭草科大青属植物鬼灯笼。

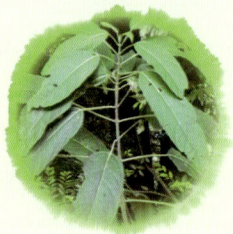

多年生小灌木，高 0.9 ~ 1m。幼枝被黄褐色小柔毛。叶对生；具柄；纸质；矩圆形至狭矩圆状披针形，先端渐尖，基部阔楔尖，边全缘或略作波浪形，近秃净，背脉明显。聚伞花序腋生，有花 5 ~ 9 朵，密被黑褐色小毛；萼蓝紫色，有白色腺点，裂片阔卵形而尖，结果时略增大；花冠近白色，核果球形，直径约 5mm，包藏于萼内。花期 7 月。喜生于丘陵地或旷野间。

草药辨识图鉴

以全草或叶入药，味微苦，性寒。归心、肺经。具有清热止咳、解毒消肿等功效。主治疖肿疔疮、蛇头指、肺痨咳嗽、咽喉肿痛、跌打损伤等症。

民间验方一：

【主治】疮疖肿痛。

【组成】红花鬼点火鲜叶适量。

【用法】捣烂和红糖外敷患处。

【宜忌】尚不明确。

民间验方二：

【主治】蛇头指。

【组成】红花鬼点火叶、布惊叶、雄黄各适量。

【用法】将药捣碎抹在肥猪肉上贴于患处，适于未成脓者；若成脓者则用北甲煅炭研粉调高山油搽患处。

【宜忌】尚不明确。

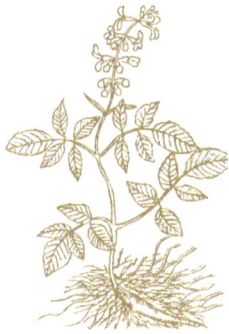

第十章

其他类

客家

中草药及验方

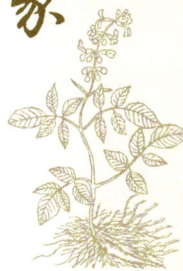

石参

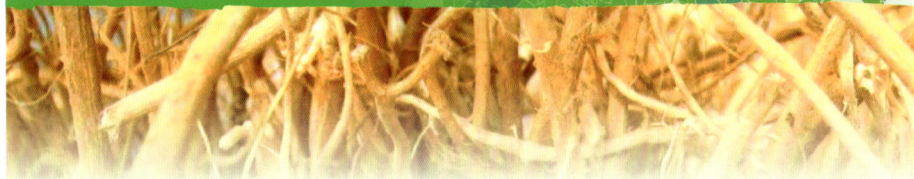

药物档案

石参：又名猫尾草、猫尾射、布狗尾等。拉丁学名：*Uraria crinita* (L.) Desv. ex DC.，为豆科狸尾豆属植物猫尾草。

多年生亚灌木。茎直立，高 1 ~ 1.5m，分枝被灰色短毛。基下部叶为 3 小叶，上部的为 5(7) 小叶；叶柄长 5.5 ~ 15cm，被灰白色短柔毛；小叶近革质，长椭圆形、卵状披针形或卵形，顶生小叶长 6 ~ 15cm，宽 3 ~ 8cm，侧生小叶略小，先端略急尖、钝或圆，基部圆或微心形，上面近无毛，下面沿脉被短柔毛，侧脉 6 ~ 9 对。总状花序顶生，长 15 ~ 30cm 或更长；花序梗和花序轴密被灰白色长硬毛苞片卵形或披针形，长达 2cm，被白色缘毛。花梗长约 4mm，花后延伸至 1 ~ 1.5cm，弯曲，被短钩状毛和白色长毛 5 花萼浅杯状，被白色长硬毛，5 裂；花冠

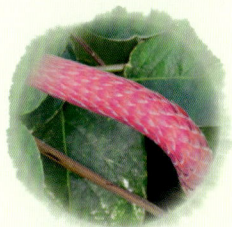

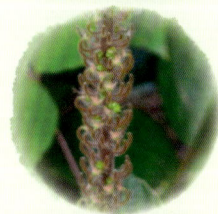

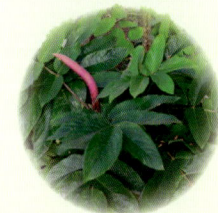

紫色，长约 6mm。荚果有反复折荚节 2 ~ 4；荚节椭圆形，微被短毛。喜生于深山峡谷或山坡岩石上。

以根入药。味苦，性平。具有清热解毒、消肿止痛等功效。主治失眠、多梦、湿热泻痢、肺热咳喘、跌打肿痛等症。

《本草纲目》：温补肾阳、滋阴、清肝祛湿。

民间验方：

【主治】失眠、多梦。

【组成】石参根适量、酸枣仁适量。

【用法】水煎服，临睡前一次服完。

【宜忌】尚不明确。

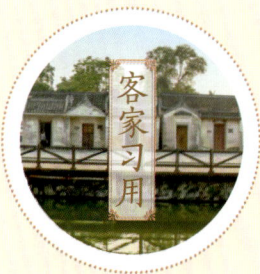

石参含有黄酮苷、石参多糖、粗脂肪、蛋白质、氨基酸、粗纤维及维生素等成分。营养成分丰富，有"北有人参，南有石参"之说，可见石参之价值。现代研究也证实石参多糖对清除人体自由基有较好效果。客家常用石参根作汤料，石参煲鸡，风味独特，甘醇清香，令人食后回味无穷，常饮可治劳累过度、腰腿酸痛等。

客家习用

虎爪豆

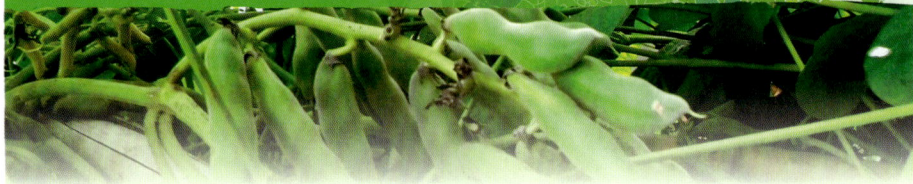

药物档案

　　虎爪豆：又名富贵豆、黎豆、刺毛黧豆、眩人豆、靴豆等。拉丁学名：*Mucuna pruriens* L.，为豆科黧豆属植物刺毛黧豆。

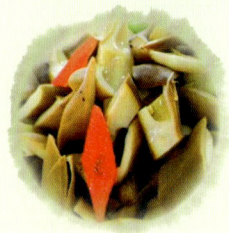

　　多年生匍匐型植物，茎蔓光滑，长达8～10m，根入土不深，根数少而著生根瘤多。叶为三出复叶，小叶卵形，顶端圆形而有细尖，长达10～15cm，叶光滑，背面披疏柔毛，叶柄基部膨大。苞披针形，细小，花色因品种而异，有白色至深紫色，总状花序，腋生。荚果圆筒状，长约10cm，密披银灰色茸毛，呈深褐色，每荚含种子3～6粒，卵形，长1～2cm，有白、紫、黑等色。

　　以叶或种子入药，味甘、苦，性温。有小毒。主治腰脊酸痛、背痛等症。

🌿民间验方一：

【主治】腰脊酸痛。

【组成】虎爪豆种子适量、猪腰子二两。

【用法】炖服。

【宜忌】怀孕或哺乳期妇女忌用，黑色素瘤等各种重病患者忌用。种子需经煮沸、浸泡去毒后才可。

🌿民间验方二：

【主治】背痈（俗称发背、手瘩）。

【组成】虎爪豆叶适量。

【用法】与黄糖共捣烂敷患处。

【宜忌】怀孕或哺乳期妇女忌用，黑色素瘤等各种重病患者忌用。

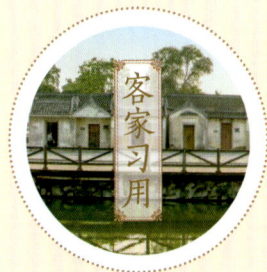

客家习用

虎爪豆又称狗爪豆、古佬豆，是客家地区乡野间一种不起眼的野菜。因果实（豆荚）形似虎爪，故名"虎爪豆"。虎爪豆的豆荚长约8~10cm，豆荚外身颜色为暗淡的草绿色，长满细细的灰色柔毛。不知从何时开始，虎爪豆就是客家人餐桌上的宝贝东西。

虎爪豆虽然不太起眼，却有着顽强的生命力。虎爪豆不会埋怨土地的肥瘦，不太计较环境的恶劣，春天里，人们在山坡路旁、房前屋后播下种子，它便汲取雨露甘霖，破土抽芽，或缠绕树木，或攀附篱笆，泛着生命的绿色顽强向上。虎爪豆不用施肥浇水、除草松土，夏末初秋，开出一簇簇白色的花儿，结出一串串肥硕的荚果。在漫心谷农场的山上，就生长着一簇簇的虎爪豆。

传统做法是先将虎爪豆用火灰洗掉虎爪豆的绒绒细毛，然后放进清水漂干净，然后将其飞水煮透（浸泡、煮沸可去除虎爪豆中左旋多巴等毒素），再将豆瓣开，用清水泡。据说如果不漂的话会导致头晕。烹饪方法也很简单，烧红锅，淋上圈猪油，加入蒜虎、青红椒等与虎爪豆一起爆炒约七八分钟，一道既开胃又令你回味无穷的狗爪豆便可上桌。

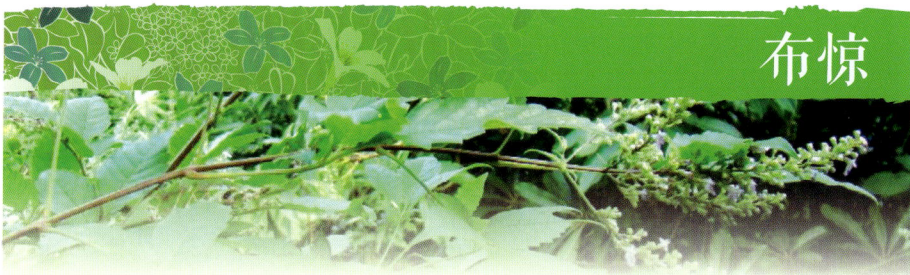

布惊

草药辨识图鉴

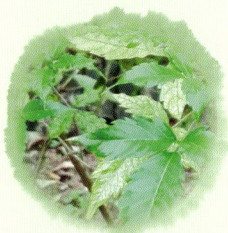

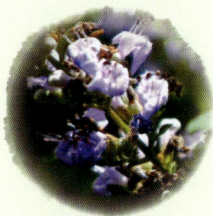

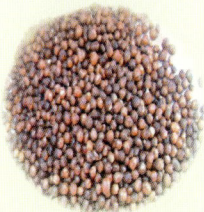

药物档案

布惊，又名五叶布惊祇、布荆、小荆实、牡荆实、梦子、荆条果、牡荆、铺香、午时草、土柴胡、蚊子柴、山京木、土常山、奶疸、野牛膝、布惊草、蚊香草等。拉丁学名：*Vitex negundo* L. var. cannabifolia (Sieb.et Zucc.) Hand.-Mazz.，为马鞭草科牡荆属植物牡荆。

多年生落叶灌木或小乔木，植株高1～5m。多分枝，具香味。小枝四棱形，绿色，被粗毛，老枝褐色，圆形。掌状复叶，对生；叶片披针形或椭圆状披针形，基部楔形，边缘具粗锯齿，先端渐尖，表面绿色，背面淡绿色，通常被柔毛。圆锥花序顶生，花冠淡紫色。果实球形，黑色。花、果期7～10月。喜生于低向阳的山坡路边或灌丛中。

以叶或果实入药。味苦，辛，性温。归肺，大肠经。具有化湿祛痰、止咳平喘、理气止痛等功效；主治咳嗽气喘、胃痛、泄泻、痢疾、疝气痛、白带、狗咬伤、风火牙痛等症。

《名医别录》：除骨间寒热，通利胃气，止咳下气。《福建中草药》：祛风解表，调气和胃。

民间验方一：

【主治】里急后重。

【组成】布惊叶嫩叶四钱。

【用法】捣烂塞肛门处。

【宜忌】尚不明确。

民间验方二：

【主治】腹泻、消化不良。

【组成】布惊子四钱。

【用法】水煎当茶饮。

【宜忌】脾胃虚寒者慎服。

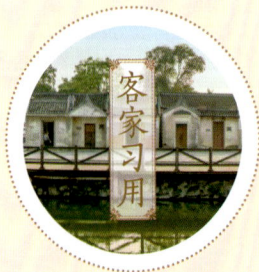

民间验方三：

【主治】感冒发热。

【组成】布惊叶四钱。

【用法】水煎服。

【宜忌】脾胃虚寒者慎服。

民间验方四：

【主治】狗咬伤。

【组成】布惊叶适量。

【用法】加黄糖捣烂外敷。

【宜忌】无。

民间验方五：

【主治】风火牙痛。

【组成】布惊根六钱。

【用法】水煎含服或煲猪脚服食。

【宜忌】脾胃虚寒者慎服。

客家习用

关于布惊的传说：据野史记载，唐末藩镇纷争，中原战乱，民生凋敝，百姓无以为生。客家祖先为避战乱举家南迁。因颠沛流离，居无定所，瘟疫盛行，无医少药，只能哀哀待毙。一日，空中降一神鸟，身披五彩，眩然如日，鸣声若"不惊，不惊"，似有抚慰众生之意。神鸟爪踏之处，皆化为葱茏木林，其叶鲜嫩，有清香扑面。客家人采而生嚼，或加汤热饮。不久，瘟疾自除。

在客家人居住的地方，山里山外，村道路旁，屋前屋后随处可见一种四季常青的灌木，其味道独特，生命力极强，任火烧泥埋，采伐踩躏依旧茁壮成长。布惊树在客家人的心目中全身是宝，客家女子即将生孩子前常常会挖布惊树根和枫树根晒干，等到坐月子的时候用上述材料煮水冲凉，以防坐月子后的风湿抽筋。而每每到布惊树结果时节，就会有许多客家乡民采摘布惊籽，然后晒干缝制成枕头，刚出生的孩子枕着布惊籽枕头，就可安然入睡，还能达到祛湿效果。此外，采摘布惊枝叶煮水沐浴全身，可以较好地治疗皮肤病，摘其嫩叶直接擦患处可治癣疥。夏季客家地区蚊子猖獗，在围龙屋居住的客家人常常会拿晒干的布惊枝叶放置在屋内燃烧，布惊叶的味道在屋内会四处弥漫，蚊子闻味而逃。端午节前，心灵手巧的客家女子都会砍一大捆布惊树枝，晒成八、九成干后把其烧成灰，再把这些布惊灰收集起来，用干净纱布滤成澄清透明的黄色布惊灰水，添加糯米之中，蒸粽子时布惊的独特香味会和粽叶、糯米较好地融合在一起，香味四溢，让人食欲大开。此外，布惊还是客家酿酒的好材料。在清洗发酵的酒缸后，在酒缸倾入热水，把新鲜的布惊树枝和思茅绑成一扎，用来刷酒缸，刷完后把水倒掉，等酒缸冷却后再把拌匀了酒曲的"酒饭"放进酒缸内。弄平后在其中间挖一个小湖，把扎好的新鲜布惊叶树枝和思茅放在上面，就能保持酿酒的鲜美度。如今，在广大的客家乡村，布惊树依旧和客家人朝夕相处，善于养生、采集草药的客家人，已经把布惊树当作传统草药之一，并不断开发着布惊更多美妙用途。

倒吊黄

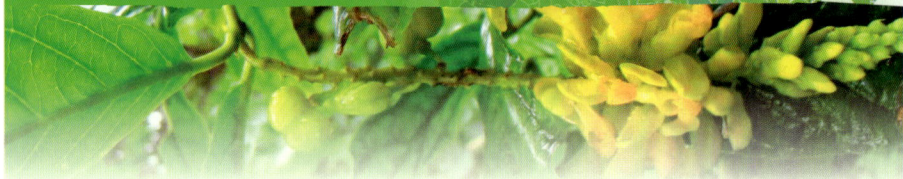

药物档案

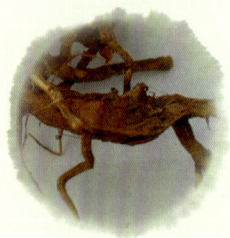

倒吊黄：又名黄花倒水莲、花大远志、黄花远志、吊黄、观音串、黄花参、黄金印、鸡仔树、鸭仔兜、吊吊黄等。拉丁学名：*Polygala fallax* Hemsl.，为远志科远志属植物黄花倒水莲。

多年生小乔木或灌木状，高1～3m。小枝密被柔毛。叶披针形或椭圆状披针形，先端渐尖，基部楔形，两面被柔毛，侧脉8～9对。总状花序长10～15cm，被柔毛。萼片早落，花瓣黄色。蒴果宽倒心形或球形，种子密被白色柔毛。花期5～8月，果期8～10月。喜生于山坡疏林下或沟谷丛林中。

以根、叶入药。味甘、微苦，性平。入肝、肾、脾经。具有补益、强壮、祛湿、散

草药辨识图鉴

瘀等功效。主治急慢性肝炎、贫血、虚弱虚肿、腰腿酸疼、跌打损伤、外伤出血等症。

《常用中草药手册》：滋补强壮，散瘀消肿。治劳损性腰腿痛，跌打损伤，急慢性肝炎。

民间验方一：

【主治】慢性肝炎。

【组成】倒吊黄根四钱。

【用法】水煎服。

【宜忌】孕妇忌服。

民间验方二：

【主治】贫血。

【组成】倒吊黄根六钱、土党参六钱、鸡血藤六钱。

【用法】水煎服。

【宜忌】孕妇忌服。

民间验方三：

【主治】外伤出血。

【组成】倒吊黄叶适量。

【用法】捣烂外敷。

【宜忌】尚不明确。

苦斋菜

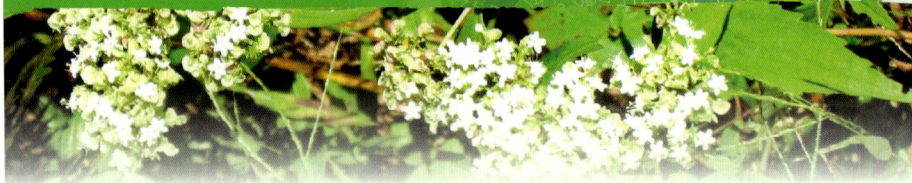

药物档案

苦斋菜：又名败酱草、白花败酱、白花苦菜、苦益菜、胭脂麻、苦猪菜、苦抓、攀倒甑、萌菜等。拉丁学名：*Patrinia villosa* (Thunb.) Juss.，为败酱科半边败酱属植物攀倒甑。

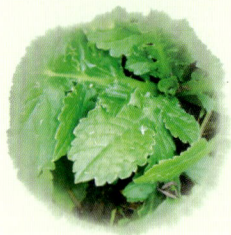

多年生草本，高 50 ~ 100cm。茎枝被倒生粗白毛，毛渐脱落；地下有细长走茎，生长新株。基生叶丛生，宽卵形或近圆形，边缘有粗齿。花序顶生者宽大，成伞房状圆锥聚伞花序；花白色，花萼小；瘦果倒卵形，与宿存增大苞片贴生。花期 5 ~ 6 月。喜生于草坡草丛中。

以全草入药。味辛、苦，性凉。入胃经、大肠经、肝经。具有清热解毒、排脓破瘀等功效。主治下痢、赤白带下、肠痈、吐血、产后瘀滞腹痛、目赤肿痛、痈肿疔癣等症。

《别录》：除痈肿，浮肿，结热，风痹不足，产后疾痛。《现代实用中药》：治肠炎下利。

🌿 民间验方一：

【主治】赤白痢疾。

【组成】苦斋菜一两二钱、冰糖适量。

【用法】水煎服。

【宜忌】脾胃虚弱及孕妇慎服。

🌿 民间验方二：

【主治】吐血。

【组成】苦斋菜适量。

【用法】水煎服。

【宜忌】脾胃虚弱及孕妇慎服。

客家习用

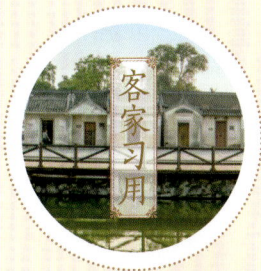

苦斋在广东粤北客家地区是有名的常用药效野菜，有新鲜的亦有晒干的野苦斋菜干。春天是野苦斋采摘上市的季节，客家民间常以嫩叶作汤或炒食。其叶部发达而有甘苦之味，却很清爽，其特殊的风味可明显增强食欲，用以炖猪肚既清暑祛湿，又能健脾养胃。野苦斋所含的蛋白质、无机盐及维生素易被机体生理活动所利用，具有抗肿瘤的成分，其特殊的风味可明显增强食欲。另外野苦斋煲猪骨是客家民间一个春日家庭常用的汤品，能清热解毒，滋阴润燥。

杠板归

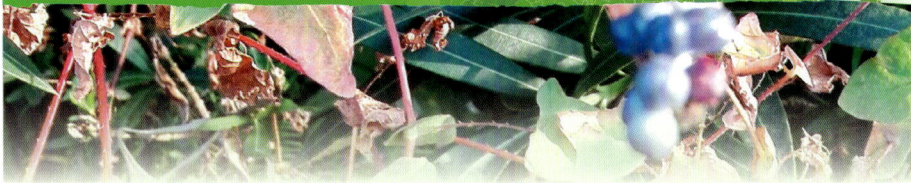

药物档案

杠板归：又名贯叶蓼、刺犁头、河白草、蛇倒退、梨头刺、蛇不过等。拉丁学名：*Polygonum perfoliatum* L.，为蓼科蓼属植物杠板归。

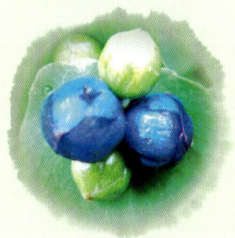

多年生蔓性草本。茎有棱角，红褐色，有倒生钩刺，有疏的倒生钩刺，盾状着生；叶片三角形，顶端略尖，基部截形或近心形，上面无毛，下面沿叶脉疏生钩刺；托叶鞘草质，近圆形，抱茎。花序穗状，顶生或腋生；苞片圆形；花白色或淡红色；瘦果球形，黑色，有光泽。喜生于山谷灌木丛中和水沟旁。

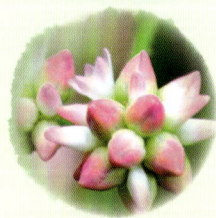

以茎叶入药。味酸，性微寒。归肺、膀胱经。具有清热止咳、散瘀解毒、利水消肿等功效。用于急性扁桃体炎、咽喉肿痛、肺热咳嗽、小儿顿咳、水肿尿少、湿热泻痢、湿疹、疖肿、蛇虫咬伤等症。

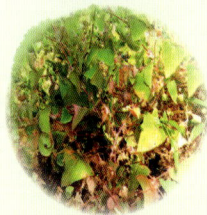

《本草纲目拾遗》：治鼓胀、水肿，痞积，黄白疸，疟疾久不愈，鱼口便毒，跌打，一切毒蛇伤。《植物名实图考》：行血气、治淋浊。

民间验方一：

【主治】急性扁桃体炎。

【组成】扛板归一两五钱，石豆兰六钱，一枝黄花三钱。

【用法】水煎服，一日一剂。

【宜忌】体质虚弱者慎服。

民间验方二：

【主治】慢性湿疹。

【组成】扛板归二两。

【用法】水煎外洗。

【宜忌】尚不明确。

民间验方三：

【主治】毒蛇咬伤。

【组成】扛板归适量。

【用法】捣汁加酒精调，内服少许，渣外敷伤处。

【宜忌】体质虚弱者慎服。

人字草

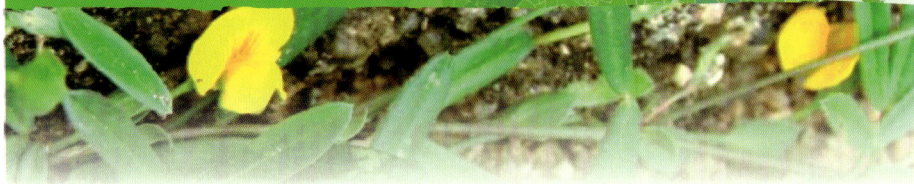

药物档案

人字草：又名二叶人字草、丁癸草、丁贵草、天葵、沙甘里、蟹祇草、苦地枕、铺地锦、乌蝇翼草、金线吊虾蟆、乌龙草、红骨丁地青等。拉丁学名：*Zornia gibbosa* Spanog.，为豆科丁癸草属植物丁癸草。

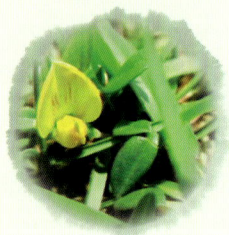

多年生、纤弱多分枝草本，高20～50cm。无毛，有时有粗厚的根状茎。托叶披针形，长1mm，无毛，有明显的脉纹，基部具长耳。小叶2枚，卵状长圆形、倒卵形至披针形，先端急尖而具短尖头，基部偏斜，两面无毛。4～7月开黄花，总状花序腋生，疏生于花序轴上；苞片2，7～9月结荚果。喜生于稍干旱的旷野草地上。

以全草入药，味甘、淡，性凉。具有清热解毒、凉血解毒等功效。用于感冒、咽喉炎、急性黄疸型肝炎、急性胃肠炎、痢疾、小儿疳积、感冒发热等症，外用治跌打损伤、痈疖肿毒、毒蛇咬伤等症。

《生草药性备要》：味甜、性温，敷大疮，其根煲酒饭解热毒，用根煅灰捣为末，散痈疽，治疔疾，和蜜捣敷治牛马疔，亦治蛇伤。

🌿民间验方一：

【主治】感冒发热。

【组成】人字草一两二钱。

【用法】水煎服。

【宜忌】孕妇忌用。

🌿民间验方二：

【主治】腹泻痢疾。

【组成】人字草一两二钱，细叶乳汁草八钱

【用法】水煎后加蜂蜜服。

【宜忌】孕妇忌用。

🌿民间验方三：

【主治】蛇咬伤或红肿疔毒。

【组成】人字草八钱。

【用法】捣烂冲冷开水服，外敷适量患处周围。

【宜忌】对各类眼镜蛇咬伤效果更佳，孕妇忌用。

🌿民间验方四：

【主治】跌打瘀肿。

【组成】人字草一两二钱、酒三两。

【用法】内服适量，并外擦适量。

【宜忌】孕妇忌用。

铜锤玉带草

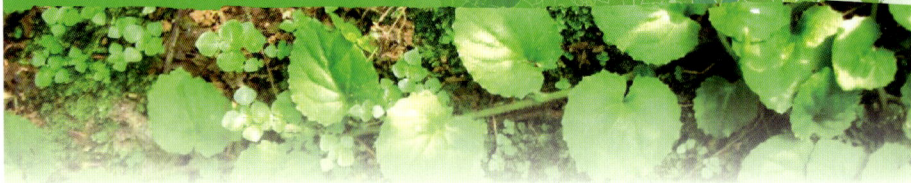

药物档案

铜锤玉带草：又名地茄子草、翳子草、地浮萍、扣子草、马莲草、铜锤草、红头带、土油甘、白路桥、三脚丁等。拉丁学名：*Pratia nummularia* (Lam.) A. Br. et Aschers.，为桔梗科铜锤玉带草属植物铜锤玉带草。

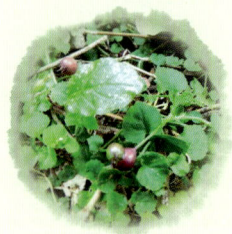

一年生匍匐草本，长 30～50cm。须根较多，微黄色。茎呈方形，绿色带紫，有短柔毛，节处生根，肉质。单叶互生，具短柄，叶片圆形至心状卵圆形，先端钝，基部心脏形，边缘有粗锯齿，上面绿色，下面淡绿色，叶脉掌状，叶面脉上疏生短毛，叶背脉隆起，上被长柔毛。花小，呈淡紫色，单生于叶腋或与叶对生；花梗基部膨大；花萼基部合生，壶状，萼齿 5 裂，裂片狭长披钟形，边缘有肉刺；花冠左右对称，2 唇形，上唇 2 裂，下唇 3 裂；雄蕊 5，着生于花冠管上；子房下位，2 室，柱头 2 裂。浆果，椭圆形，紫蓝色，萼齿宿存，内藏多枚种子。种子细小，鲜红色，卵圆形。花期 4 ~ 5 月。喜生于阴湿田坎边，或山林阴处。

以全草入药，味辛、苦，性平。具有祛风除湿、活血、解毒等功效。主治跌打损伤、骨折、风湿疼痛、月经不调、子宫脱垂、目赤肿痛、乳痈、无名肿毒等症。

《广西植物名录》：消炎解毒，补虚，退翳；治虚弱，咳吐浓痰，目翳，乳痈，无名肿毒。

民间验方一：

【主治】跌打损伤。

【组成】鲜铜锤玉带草。

【用法】捣烂敷患处。

【宜忌】尚不明确。

民间验方二：

【主治】骨折。

【组成】鲜铜锤玉带草。

【用法】捣烂敷患处。

【宜忌】先复位再用药。

民间验方三：

【主治】子宫脱垂。

【用法】水煎服。

【组成】铜锤玉带草四钱。

【宜忌】孕妇忌服。

五爪龙

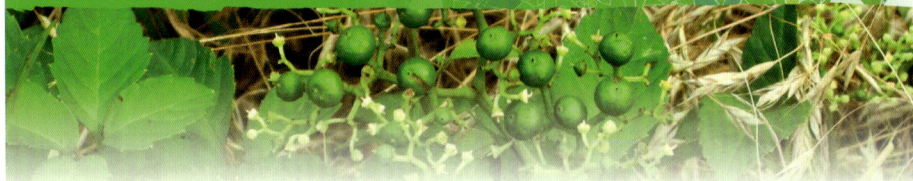

药物档案

五爪龙：又名猪麻藤、母猪藤、乌蔹莓、五叶藤、过江龙、鸟脚迹等。拉丁学名：*Cayratia japonica* (Thunb.) Gagnep.，为葡萄科乌蔹莓属植物乌蔹莓。

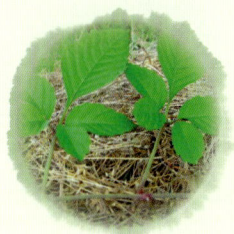

多年生草质藤本；茎具卷须，幼枝有柔毛，后变无毛。鸟足状复叶，小叶5，椭圆形至狭卵形，顶端急尖或短渐尖，边缘有疏锯齿，两面中脉具毛，中间小叶较大，侧生小叶较小。聚伞花序腋生或假腋生，具长柄，花小，黄绿色。浆果卵形，成熟时黑色。喜生于山坡路边草丛或灌丛中。

以全草入药，味苦、酸，性寒。入心、肝、胃三经。具有凉血解毒、利尿消肿等功效。用于咽喉肿痛、目翳、咯血、血尿、痢疾、关节疼痛等症；外用治痈肿、无名肿毒、腮腺炎、跌打损伤、毒蛇咬伤等症。

《履巉岩本草》：治痈疽发背，捣烂罨患处。《草木便方》：清热解毒，涂疮毒，消结核，九子虚气疡。补益虚损。

民间验方一：

【主治】无名肿毒。

【组成】五爪龙叶适量。

【用法】加醋炒热，外敷患处。

【宜忌】本品应与绞股蓝区分，孕妇慎用。

民间验方二：

【主治】流行性腮腺炎。

【组成】五爪龙适量。

【用法】加热捣烂热敷。

【宜忌】本品应与绞股蓝区分，孕妇慎用。

民间验方三：

【主治】风湿关节疼痛。

【组成】五爪龙根一两。

【用法】泡酒服。

【宜忌】本品应与绞股蓝区分，孕妇忌服。

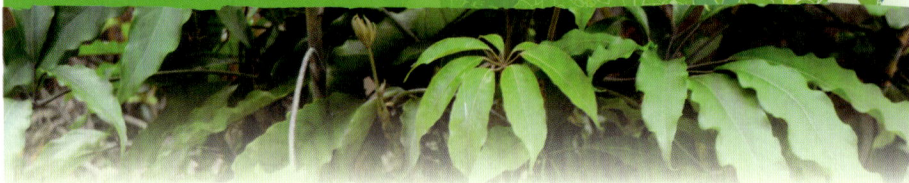

鸭脚木

药物档案

鸭脚木：又名鹅掌柴、鸭麻蹄树、鸭掌木、鹅掌木、五指通、伞托树等。拉丁学名：*Schefflera octophylla* (Lour.) Harms，为五加科鹅掌柴属植物鹅掌柴。

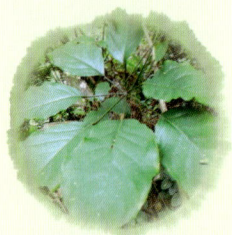

多年生常绿灌木，分枝多，枝条紧密。掌状复叶，小叶 5～8 枚，长卵圆形，革质，深绿色，有光泽。圆锥状花序，小花淡红色，浆果深红色。喜生于山坡、旷野。

以根、叶、皮入药。味苦，性凉。具有清热解毒、止痒、解表发汗等功效。根茎：主治偏瘫、偏头疼、跌打损伤、风湿骨痛、感冒发热、咽喉肿痛等；叶：外用治过敏性皮炎、湿疹、疮疖等症。

草药辨识图鉴

《江西草药》：治风湿痹痛，偏头痛。

🌿 民间验方一：

【主治】偏瘫。

【组成】鸭脚木根一两。

【用法】水煎服，连服三个月。

【宜忌】孕妇忌服。

🌿 民间验方二：

【主治】偏头疼。

【组成】鸭脚木茎一两二钱。

【用法】水煎去渣，煮鸡蛋一个，饮汤食蛋。

【宜忌】孕妇忌服。

🌿 民间验方三：

【主治】疮疖肿痛。

【组成】鸭脚木叶适量。

【用法】水煎外洗。

【宜忌】尚不明确。

🌿 民间验方四：

【主治】感冒发热、头痛。

【组成】鸭脚木根八钱。

【用法】水煎兑酒服。

【宜忌】孕妇忌服。

八月泡

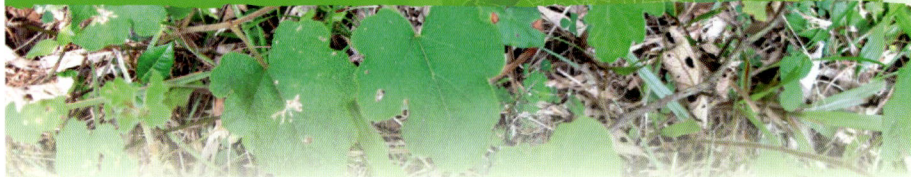

药物档案

八月泡：又名粗叶悬钩子、大叶蛇泡
簕、老虎泡、虎掌笋等。拉丁学名：*Rubus
alceaefolius* Poir.，为蔷薇科悬钩子属植物粗
叶悬钩子。

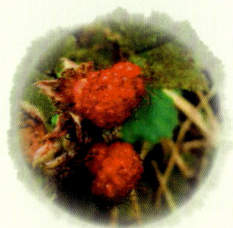

多年生攀援灌木，枝密生黄色绒毛，叶
柄及花序有小钩刺。单叶，近革质，心状卵
形或心状圆形，大小极不等，裂片常圆钝，
有时尖，边缘有细圆齿，上面有粗毛和囊泡
状小凸起，或平坦，下面密生灰色或浅黄色
绵毛和长柔毛，叶脉锈色；花白色，成顶生
和腋生圆锥花序或总状花序，有时成腋生头
状花束，有淡黄色绒毛；苞片大，似托叶。
聚合果球形，红色。喜生于村边、路旁灌丛。

草药辨识图鉴

以根和叶入药，味甘、淡，性平。归胃、肝经。具有活血祛瘀、清热、止血等功效。用于月经先期、乳腺炎、口腔炎、肠炎、肝炎、肝脾肿大、痢疾、跌打损伤、风湿骨痛等症；外用治外伤出血。

《常用中草药手册》：活血祛瘀，清热止血。治急慢性肝炎，肝脾肿大，行军性血红蛋白尿，乳腺炎，外伤出血，口腔炎。

民间验方一：

【主治】月经先期（参前）。

【组成】八月泡根一两、黄果（广柑）根一两、香附五钱。

【用法】水煎服。

【宜忌】尚不明确。

民间验方二：

【主治】乳腺炎。

【组成】八月泡、蒲公英各六钱。

【用法】水煎温服，渣捣烂敷患处。

【宜忌】孕妇忌用。

秤砣拔果

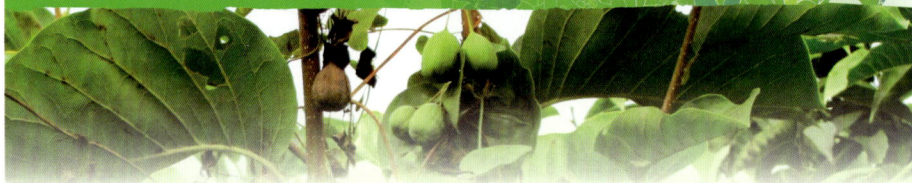

药物档案

秤砣拔果: 又名薜荔果、秤砣果、奶母果、薜荔果、凉粉子、凉粉果、冰粉子、木莲等、鬼馒头、木馒头等。拉丁学名: *Ficus pumila* Linn.,为桑科榕属植物薜荔的果实。

多年生攀援或匍匐灌木,不结果枝节上生不定根,叶卵状心形,薄革质。榕果单生叶腋,瘿花果梨形,雌花果近球形,顶部截平,榕果幼时被黄色短柔毛,成熟黄绿色或微红。瘦果近球形,有乳汁状黏液。花果期5~8月。喜生于丘陵、平原土壤湿润肥沃地块。

以干燥成熟种子入药。味甘,性平。具有壮阳固精、止血、下乳等功效。主治久痢脱肛、遗精、阳痿、乳汁不通、闭经等病症。

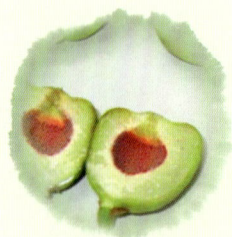

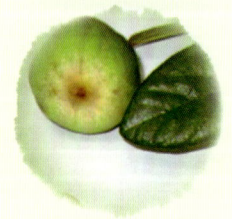

草药辨识图鉴

《本草纲目》:利小便。《神农本草经》:主金疮,止血逐痛,出刺,除风痹内寒;《药性论》:治风毒,通血脉。

民间验方：

【主治】脱肛。 【组成】称砣拔果适量。

【用法】焖水炖猪脚七寸（猪直肠）服。

【宜忌】出血疾病者及孕妇忌用。

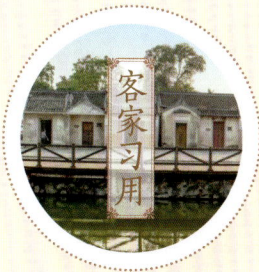

客家习用

秤陀拔果（薜荔）有公母之分，形状略有差异，殊为有趣，且营养丰富，客家民间常用来做凉粉。因其药用价值和较好的营养保健价值，国内外市场供不应求。历史上名人雅士对薜荔的赞誉或评价很多：

采薜荔兮水中，搴芙蓉兮木末。（《离骚》）

若有人兮山之阿，被薜荔兮带女萝。（离骚》）

揽木根以结茝兮，贯薜荔之落蕊。矫菌桂以纫蕙兮，索胡绳之纚纚。（《离骚》）

薜荔柏兮蕙绸，荪桡兮点旌。采薜荔兮水中，搴芙蓉兮木末。（湘君）

罔薜荔兮为帷，擗蕙櫋兮既张。（湘夫人）

烟黏薜荔龙鳞软，雨压芭蕉凤尾垂。（宋·朱嘉《薜荔》）

木莲即薜荔，自江而南，皆曰木馒头。俗以其实中子浸汁为凉粉，以解暑……薜荔以楚辞屡及，诗人入味，遂目为香草。（清·吴其濬《植物名实图考》）。

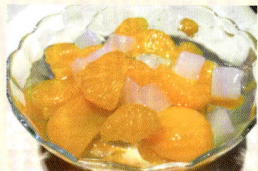

马鞭草

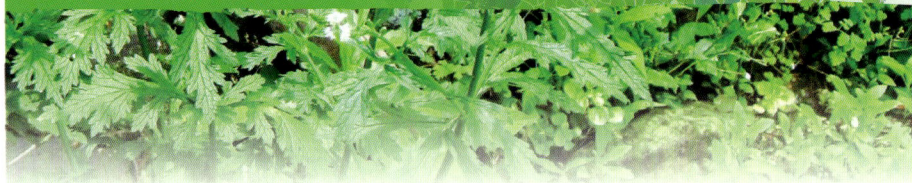

药物档案

马鞭草：又名铁马鞭、凤颈草、酒饼草、蜻蜓草、凤须草、土马鞭、兔子草、蛤蟆棵、透骨草等。拉丁学名：*Verbena officinalis* L.，为马鞭草科马鞭草属植物马鞭草。

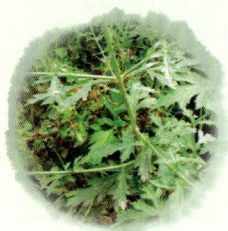

多年生草本，高 30 ~ 80cm；茎四方形。叶对生，卵圆形至矩圆形，基生叶的边缘通常有粗锯齿和缺刻。穗状花序顶生或腋生；花冠淡紫色或蓝色。果为蒴果，成熟时裂为 4 个小坚果。喜生山脚路旁或村边荒地。

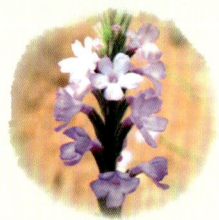

以全草入药，具有清热解毒、活血散瘀、利尿消肿等功效；味苦，微寒，无毒。入肝、脾经。主治痢疾、妇女小腹胀痛、湿热黄疸、水肿、淋病、外感发热、疟疾、白喉、喉痛肿痛、经闭、痈肿疮毒等症。

《本草纲目》：捣涂痈肿及蠼螋尿疮，男子阴肿。《名医别录》：主下部
匿疮。《分类草药性》：去小便血淋肿痛。

民间验方一：

【主治】红白痢疾。

【组成】马鞭草六钱、老细茶二钱。

【用法】水煎服。

【宜忌】孕妇忌服。

民间验方二：

【主治】妇女小腹胀痛、血瘀闭经。

【组成】马鞭草六钱、扁豆（又名雪豆、彭皮豆）根一两二钱。

【用法】水煎黄酒服。

【宜忌】孕妇忌服。

民间验方三：

【主治】喉痛肿痛。

【组成】马鞭草六钱。

【用法】水煎含服。

【宜忌】孕妇忌服。

黄花猛

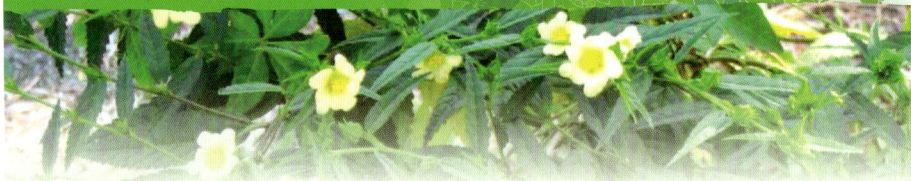

药物档案

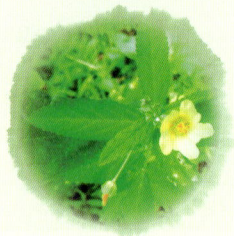

　　黄花猛：又名黄花母、地膏药、大地丁草、黄花谷拔、拔脓消、胶粘根、千斤遂、黄花仔、白背黄花稔等。拉丁学名：*Herba Sidae* Rhombifoliae，为锦葵科黄花稔属植物白背黄花稔。

　　多年生直立多枝半灌木，高 0.5 ～ 1m。小枝密被星状柔软绵毛。叶互生，长圆状披针形，或菱形，先端短尖或浑圆，边缘有锯齿；薄纸质，上面被短的星状毛，下面灰白色，密被星状柔毛。花单生于叶腋；花柄柔弱，花瓣 5，黄色。蒴果近盘状。花期 11 ～ 12 月。喜生于郊野、道旁。

以全草入药。味微酸涩，性凉，无毒。入心、肝、肺、大小肠诸经。具有疏风解表、拔毒排脓等功效。主治流感、扁桃体炎、痢疾、肠炎、黄疸、痔血、吐血、痈疽疔疮、毒蜂螫伤等症。

《常用中草药手册》：清热利湿，排脓生肌。治黄疸，疟疾，化脓炎症。

民间验方一：

【主治】流感或感冒发热、头痛。

【组成】黄花猛一两五钱。

【用法】水煎服。

【宜忌】尚不明确。

民间验方二：

【主治】疮疖已成脓。

【组成】黄花猛叶适量、一点红适量。

【用法】加黄糖捣烂敷患处。

【宜忌】尚不明确。

岗稔

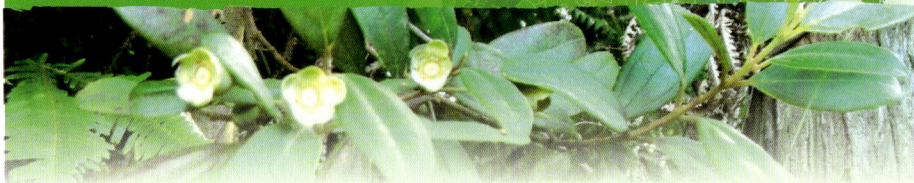

药物档案

岗稔：又名红娘子、当梨子、桃金娘、稔子、哆尼、仲尼、乌肚子、桃舅娘、当泥等。拉丁学名：*Rhodomyrtus tomentosa* (Ait.) Hassk.，为桃金娘科桃金娘属植物桃金娘。

多年生常绿小灌木，高可达 2m，叶对生，革质，片椭圆形或倒卵形，花常单生，紫红色，萼管倒卵形，萼裂片近圆形，花瓣倒卵形，雄蕊红色，浆果卵状壶形，熟时紫黑色；花期 4～5 月。夏日花开，绚丽多彩，灿若红霞，边开花边结球型浆果。成熟果呈紫黑色，可酿酒。喜生于山岗、山地、路旁等地。

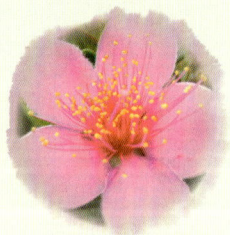

以根、叶、果等入药。味甘、涩，性平，归肝，脾经。具有补血、固肾、止血等功效。主治血虚体弱、吐血、鼻衄、劳伤咯血、便血、遗精、带下、脚软病、痢疾、腹泻、脱肛等症。

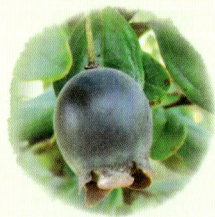

《台湾药用植物志》：儿童食之，或大便难下。《广西中药志》：行血。治痰咳咯血。

民间验方一：

【主治】泄泻脱肛。

【组成】岗稔根二两。

【用法】煲猪直肠服食。

【宜忌】大便秘结者禁服。

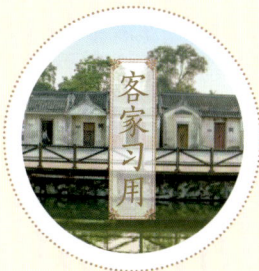

民间验方二：

【主治】虚寒腹泻。

【组成】岗稔果（晒干）四钱。

【用法】研末，开水冲服。

【宜忌】大便秘结者禁服。

民间验方三：

【主治】遗精。

【组成】岗稔根一两二钱、金樱子适量。

【用法】煲鸡服食。

【宜忌】大便秘结者禁服。

民间验方四：

【主治】脚软病。

【组成】岗稔根六钱、山苍子根六钱、走马胎根二钱、土黄芪根六钱。

【用法】水煎服。

【宜忌】大便秘结者禁服。

客家习用

岗稔果实含有较为全面的营养成分，包括粗脂肪、粗蛋白、粗纤维、木质素、总糖、还原糖、维生素、胡萝卜素、氨基酸（尤其天门氨氨酸）等。味甜可口，客家山民多用来泡酒或酿酒补铁补血，小儿贫血亦可鲜食。亦是客家山区鸟类的天然食源。

消山虎

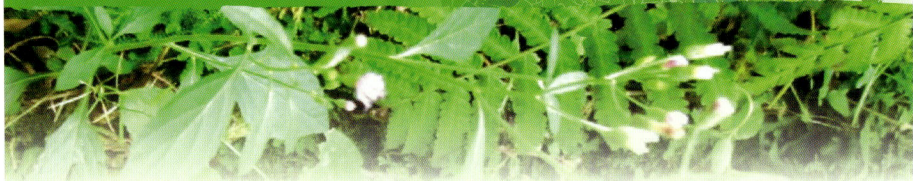

药物档案

消山虎：又名缩盖斑鸠菊、搜山虎、土地丁、一枝香、枝香草、山苦荬、伤寒草、感冒草、夜牵牛、夜香牛等。拉丁学名：*Vernonia cinerea* (L.) Less.，为菊科斑鸠菊属植物夜牵牛。

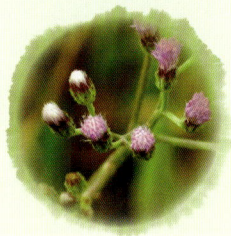

一年生草本，高 20 ~ 80cm，茎直立，少分枝，稍披灰白色短毛。叶具柄，互生，叶片披针形至卵形或倒卵形，背脉明显。小花约 20 朵，两性，全为管状花，淡紫红色，伞房状圆锥花序。喜生于丘陵、坡地、路边、屋旁等处。

以全草入药，性凉，味苦、微甘。具有疏风散热、凉血解毒、去积散结等功效，可外用拔毒退肿。用于感冒头痛、胸部积伤痛、

草药辨识图鉴

咳嗽、痢疾、黄疸型肝炎、神经衰弱、疮疖肿毒、蛇咬伤等症；外治皮肤疮疖肿痛、妇人乳痛。

《岭南采药录》：治外感发热，除湿热。《常用中草药手册》：治痢疾。

民间验方一：

【主治】感冒头痛。

【组成】消山虎九钱，一包针六钱。

【用法】水煎服。

【宜忌】经期禁用。

民间验方二：

【主治】胸部积伤痛。

【组成】消山虎九钱。

【用法】水煎服。

【宜忌】经期禁用。

民间验方三：

【主治】乳腺炎。

【组成】消山虎适量。

【用法】捣烂加酒炖热外敷。

【宜忌】经期禁用。

民间验方四：

【主治】蛇头指或疮痈肿毒。

【组成】消山虎适量。

【用法】捣烂加酒炖热外敷。

【宜忌】经期禁用。

牛大力

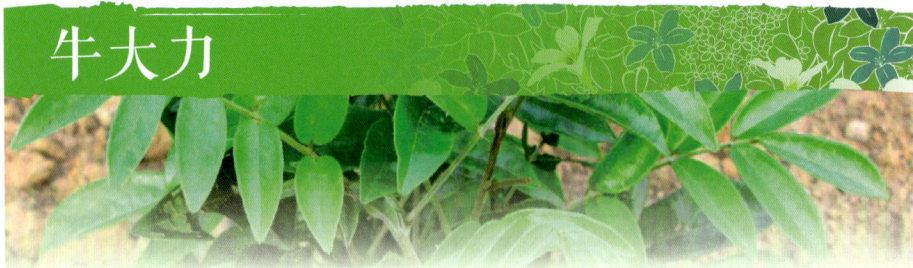

药物档案

牛大力：又名慢性千斤拔、猪脚笠、金钟根、山莲藕、倒吊金钟、大力薯、美丽鸡血藤、山莲藕、牛大力藤等。拉丁学名：*Millettia speciosa* Champ.，为豆科崖豆藤属植物崖豆藤。

多年生攀援灌木，长 1.5～3m；幼枝有褐色绒毛。羽状复叶；小叶 7～17，长椭圆形或长椭圆状披针形。总状花序腋生，长约 30cm；总花梗、花梗和萼密生褐色绒毛；花大，单生于序轴的节上；花冠白色。荚果条形，种子 3～6，卵形。喜生于山谷、路旁、疏林中和灌丛中。

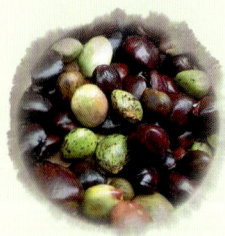

以根入药，具有通经活络、补虚润肺及健脾等功效。主治腰肌劳损、筋骨痛、风湿性关节炎、产后关节痛、肺结核、慢性支气管炎、慢性肝炎、遗精、白带过多等症。

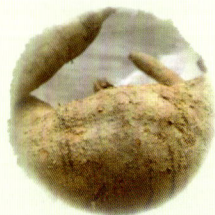

草药辨识图鉴

民间验方一：

【主治】风湿筋骨痛。

【组成】牛大力七钱、猪蹄一只。

【用法】加酒及水各半炖烂，食肉及汤。

【宜忌】尚不明确。

民间验方二：

【主治】产后关节痛。

【组成】牛大力七钱、猪蹄一只。

【用法】加酒及水各半炖烂，食肉及汤。

【宜忌】尚不明确。

民间验方三：

【主治】白带过多。

【用法】加水炖烂，食肉及汤。

【组成】牛大力八钱、猪瘦肉三两。

【宜忌】尚不明确。

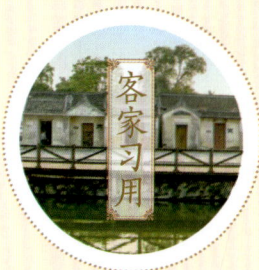

根淀粉含量丰富，可酿酒，另含蛋白质、β-谷甾醇、氨基酸等营养成分。客家地区百姓常将其用来煲汤，如牛大力猪骨汤、牛大力五指毛桃汤等，汤品美味，药用价值也高，深受市场欢迎。客家地区很多百姓自发成立牛大力种植合作社，积极种植这种药用价值高、市场备受肯定的药材。

客家习用

白背叶

药物档案

　　白背叶：又名雄株、酒药子树、野桐、白背桐、吊粟等。拉丁学名：*Mallotus apelta* (Lour.) Muell. Arg.，为大戟科野桐属植物白背叶。

　　多年生灌木或小乔木。单叶互生，宽卵形，表面有星状毛，背面密生灰白色星状毛及橙黄色腺点。花单性异株，无花瓣，穗状花序。蒴果近球形，种子黑色光亮。喜生长于向阳，较干旱瘠薄区域。

　　以根或叶入药。味微苦、涩，性平。归肝、脾经。根具有柔肝活血、健脾化湿等功效，叶具有消炎止血等功效。根主治慢性肝炎、肝脾肿大、子宫脱垂、脱肛、白带、妊娠水肿、肠炎、疝气等症；叶用于中耳炎、疖肿、产后风、外伤出血、跌打损伤等、皮肤瘙痒等症。

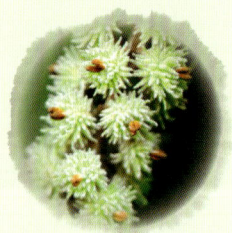

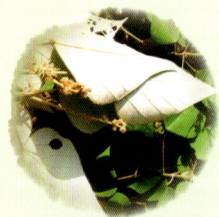

《草药手册》：叶治溃疡，治产后风。《岭南采药录》：治外伤出血，溃疡。

📖 民间验方一：

【主治】慢性肝炎。

【组成】白背叶根一两、老虎泡一两、紫背金牛一两。

【用法】水煎后加白糖服。

【宜忌】尚不明确。

📖 民间验方二：

【主治】产后风。

【组成】白背叶一两、艾叶一两。

【用法】酒煎服。

【宜忌】尚不明确。

📖 民间验方三：

【主治】皮肤瘙痒。

【组成】白背叶适量。

【用法】煎水洗患处。

【宜忌】尚不明确。

矮脚稔

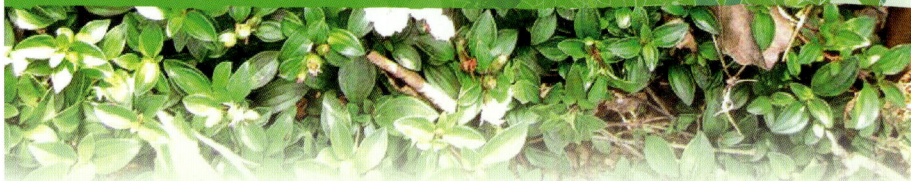

药物档案

矮脚稔：又名山地稔、地菍、乌地梨、铺地锦、埔淡等。拉丁学名：*Melastoma dodecandrum* Lour.，为野牡丹科野牡丹属植物地菍。

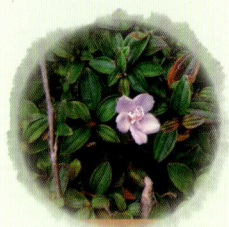

多年生披散或匍匐状半灌木，茎分枝，下部伏地，长 10 ~ 30cm。叶对生，卵形或椭圆形。花两性，1 ~ 3 朵生于枝端，淡紫色。果实稍肉质，不开裂，生疏糙伏毛；种子多数。喜生在酸性土壤上。果实含还原糖、维生素C、花青苷及 16 种氨基酸及钙、锌等微量元素，可食。

以全草或根入药，味甘、微涩，性稍凉。入肝、肾、脾、肺四经。有解毒消肿、祛瘀利湿、补血安胎等功效。主治肝炎、痛经、血虚胎动不安、产后腹痛、血崩、带下、便血、痢疾、痈肿、疔疮等症。

《闽南民间草药》：清热解毒，活血消疬。治赤白痢，产后腹痛。《陆川本草》：止血，解毒，消炎。

民间验方一：

【主治】肝炎。

【组成】矮脚稔、溪黄草、蛇舌草、田基黄、土茵陈、五指毛桃根各六钱。

【用法】水煎加糖当茶饮。

【宜忌】孕妇忌服。

民间验方二：

【主治】血虚胎动不安。

【组成】矮脚稔、岗稔根各一两。

【用法】煲鸡服食。

【宜忌】尚不明确。

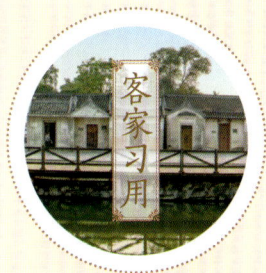

客家习用

矮脚稔果实是一种多汁浆果，营养物质丰富，近球形，直径 7～11mm，成熟的果实中还原糖占总糖的 96.34%。果实中维生素 C 的含量与传统水果梨、香蕉等相当。矮脚稔果实中至少含有 16 种氨基酸，包括苏氨酸、缬氨酸、蛋氨酸、亮氨酸、异亮氨酸、苯丙氨酸、赖氨酸等 7 种人体所必需氨基酸和婴幼儿所需的组氨酸。谷氨酸具有较高的含量，且必需氨基酸占氨基酸总量 32.80%。花青苷含量也较为丰富，达到 300mg/kg。

果实中含有钾、钙、磷、镁、钠、铁、

锰、铜、锌等多种矿质元素，且各矿质元素的比例适当，果实具有高钾低钠的特点，有利于维持机体的酸碱平衡。同时，常量元素钙的含量较高，达 7.3mg/kg，可作为天然的补钙食品。客家地区百姓喜当水果般直接食用，或提取天然色素用于食品加工。

参考文献

［1］ 梅全喜. 广东地产药材研究. 广州：广东科技出版社，2011.

［2］ 刘永新. 国家药典中药实用手册. 北京：中医古籍出版社，2011.

［3］ 徐国钧，王强. 中草药彩色图谱. 第4版. 福州：福建科学技术出版社，
2013.

［4］ 邹节明. 广西特色中草药资源选编. 北京：科学出版社，2011.

［5］ 周尚，周重建. 精编国家药典药物彩色图典. 天津：天津科学技术出版社，
2013.

［6］ 潘鸿江. 南方青草药对症验方. 北京：世界图书出版公司，2013.

［7］ 潘鸿江. 南方青草药实用全书. 第2版. 汕头：汕头大学出版社，2005.

［8］ 徐鸿华. 名贵中草药彩图手册. 广州：广东科技出版社，2011.

［9］ 徐鸿华，楼步青. 实用中草药图谱（珍藏版）. 广州：广东科技出版社，
2012.

［10］王玉生，蔡岳文. 南方药用植物. 广州：广东南方日报出版社，2011.

［11］王玉生，蔡岳文. 南方药用植物图鉴. 汕头：汕头大学出版社，2004.

［12］中央电视台《农广天地》. 南方中草药种植. 上海：上海科学技术文献出版
社，2009.

[13] 程金生，邹浩元. 客家养生药膳. 北京：中国医药科技出版社，2014.

[14] 广东省食品药品监督管理局. 广东省中药材标准（第二册）. 广州：广东科技出版社，2011.

[15] 周欣. 南方喀斯特地区特色药用植物研究. 北京：科学出版社，2014.

[16] 曹磊. 广东非物质文化遗产丛书·杏林芳菲：广东中医药. 广州：广东教育出版社，2013.

[17] 范文昌，梅全喜，李楚源. 广东地产清热解毒药物大全. 北京：中医古籍出版社，2011.

[18] 潘鸿江. 潮汕青草药彩色全书. 汕头：汕头大学出版社，2002.

[19] 陈锦荣，李志勇. 潮汕中医药宝典. 汕头：汕头大学出版社，2011.

[20] 政协广东省委员会办公厅. 岭南中医药名家. 广州：广东科技出版社，2010.

[21] 靳士英. 岭南医药启示录. 广州：广东科技出版社，2012.

[22] 朱盛山，聂阳，辛年香. 岭南医药文化. 北京：中国中医药出版社，2012.

[23] 肖林榕，林端宜. 台湾地区中医药概览. 北京：科学出版社，2010.

[24] 钱崇澍，陈焕镛，俞德浚，等. 中国植物志（12-80卷）. 北京：科学出版社，1959-2004.

[25] 周家驹，谢桂荣，严新建. 中药抗癌活性成分. 北京：科学出版社，2012.

[26] 周家驹，谢桂荣，严新建. 中药抗炎活性成分. 北京：科学出版社，2012.

[27] 周家驹，谢桂荣，严新建. 中药抗寄生虫活性成分. 北京：科学出版社，2012.

[28] 周家驹，谢桂荣，严新建. 中药抗寄生虫活性成分. 北京：科学出版社，

2012.

[29] 周家驹，谢桂荣，严新建．多靶标的中药活性成分．北京：科学出版社，2012.

[30] 陈乡钱，肖林榕．福建客家中草药文化．福建中医药，2015（3）：58-60.

[31] 邬伟魁，陈繁华，严债茹，等．梅州客家民间医药研究概述．中国中药杂志，2013（22）：3984-3987.

[32] 赖万年，许良政．客家民间药膳中草药资源调查和开发利用．嘉应学院学报，2004（06）：52-54.

[33] 邬伟魁，陈繁华，严债茹，等．梅州客家民间医药研究概述．中国中药杂志，2013（22）：3984-3987.

[34] 王琛发．马来亚半岛客家中医留医所之花果飘零．客家研究辑刊，2013（2）：151-159.

[35] 朱旭，林端宜．开展闽台中医药交流工作初探．福建中医药大学学报，1992（4）：246-249.

[36] 叶炳昌．中医中药在客家．解放军健康，2010（3）：38-39.

[37] 温玲，徐刚，杨文豪，马骥．岭南草药五指毛桃研究概况．中医药信息，2007（1）：8-20.

[38] 冯崇廉．邓铁涛教授应用岭南中草药经验萃谈．中华中医药杂志，2005（11）：672-673.

[39] 尚加芬．常用易混中草药的鉴别及药用价值分析．中国医药指南，2015（20）：207.

[40] 李彦军．中草药治疗慢性牙周炎的疗效观察．临床合理用药杂志，2015

（9）：174.

［41］吉中强，宋鲁卿，牛其昌. 15种理气中药对人血小板凝集的影响. 中草药，2001（32）：428-430.

［42］范文昌，梅全喜，欧秀华，等. 12种广东地产清热解毒药材的抗炎作用研究. 中国药业，2011（8）：28-30.

［43］陈小露，吴万征.《广东地产药材研究》中抗肿瘤中药的探讨. 时珍国医国药，2015（8）：1976-1978.

［44］谢洪，刘良明，王庆文. 广东地产毒性中药材常用品种的分析及中毒预防. 现代医院，2014（5）：78-80.

［45］官建明. 福建邵武特色药材－使君子. 海峡药学，2012（12）：37-38.

［46］曹晖，邵鹏柱. 中药材苦地胆及其混淆品的DNA指纹鉴定. 药学学报，1996（7）：543-553.

［47］韩建萍，陈士林，张文生，等. 不同产地栀子药材HPLC指纹图谱研究. 世界科学技术：中医药现代化，2007（4）：56-60.

［48］邹节明，钟小清，吕高荣. 菝葜药材的本草考证. 中草药，2007（7）：1092-1093.

［49］熊友香，尤志勉. 不同产地了哥王药材中总黄酮的含量测定. 中华中医药学刊，2010（2）：358-359.

［50］陈昌亮，黄文青. 十种广东地道药材的性状鉴别. 中药材，1994（5）：20-21.

［51］辛晓芳，林爱华，梅全喜，等. 广东地产药材岗梅的药理作用及临床应用研究进展. 时珍国医国药，2015（1）：196-198.

［52］彭伟文，梅全喜，戴卫波. 广东地产药材黑面神研究进展. 亚太传统医药，

2010（7）：137-139.

[53] 梅全喜，房志坚，戴卫波，等. 广东地产药材蛇泡簕临床应用、化学成分及
药理作用研究进展. 亚太传统医药，2010（2）：102-105.

[54] 姚振生. 评《广东地产药材研究》. 时珍国医国药，2011（12）：3039-
3040.

[55] 晁志，王厄舟. 益母草药材中生物碱含量与产地生态环境的关系. 第一军医
大学学报，2000（6）：504-506.

[56] 熊友香，李昶，罗宪堂. 毛冬青的化学成分、药理作用研究进展. 中药材，
2002（5）：371-374.

[57] 邓颖枝，刘玉瑛. 南方农村使用中草药情况的调查研究. 生物学教学，2005
（9）：57-58.

[58] 程金生，魏爱民，陈信炎，等. 客家疾病调理养生药膳实例. 嘉应学院学
报，2015（2）：74-78.

[59] 胡恩，陈清容. 长汀客家习用方药简介. 中国民间疗法，2006（11）：
21-22.

[60] 连允东，潘日明. 客家凉茶. 福建乡土，2004（4）：34-34.

[61] 刘志伟，王宏辉，张晨. 不同方法提取客家药膳草药溪黄草的研究. 嘉应学
院学报，2006（6）：55-58.

[62] 谢学明，钟远声，李熙灿，等. 22种华南地产药材的抗氧化活性研究. 中药
药理与临床，2006（1）：48-50.

[63] 曹恒涛，鲁静，林瑞超，等. 重楼药材中4种重楼皂苷含量测定的对照品替
代方法研究. 药物分析杂志，2011（9）：1641-1645.

［64］ 张君菱．台湾苗栗客家药用植物资源之研究．亚洲大学生活应用科学学系硕

班学位论文，2007．

［65］ 李晓文，魏志龙，胡海波．客家传统医药卫生习俗述略．兰台世界：2014

（7）：92-93．

客家中草药笔画索引

四画

五画

六画

九画

十画

十一画

客家中草药拉丁学名索引

M

O

P

R

S

T

U

V